J'attends bébé avec la sophrologie

Direction de la publication
Isabelle Jeuge-Maynart et Ghislaine Stora

Direction éditoriale
Émilie Franc

Responsable éditoriale
Nathalie Cornellana

Préparation des textes
Élisabeth Andréani

Relecture-corrections
Sophie Jutier

Direction artistique
Géraldine Lamy

Couverture
Bastien Gelas

Conception graphique et mise en page
Delphine Chéret-Dogbo

Fabrication
Donia Faiz

Crédits iconographiques
© Rachid Maraï : pages 66, 86, 106 et 130
© Shutterstock pour les photos et les autres dessins

ISBN : 978 -2- 03-601652- 1

Mise en garde
Malgré tout le soin apporté à la rédaction de cet ouvrage, une erreur aura pu s'y glisser. Les auteures et l'éditeur déclinent toute responsabilité concernant les propos présentés. Ce livre ne saurait remplacer un médecin ni se substituer à un traitement médical. Il appartient au lecteur de prendre ses responsabilités en matière de sécurité et de connaissances de sa condition physique. Les auteures et l'éditeur ne sauraient être tenus pour responsables des conséquences qui découleraient de l'utilisation du présent ouvrage ni, bien sûr, en cas d'interprétation erronée.

Carole Serrat
Sophrologue en maternité

J'attends bébé avec la sophrologie

Une grossesse sereine pour mon enfant et moi

LAROUSSE

**RETROUVEZ LES SÉANCES DE SOPHROLOGIE
INDIQUÉES DANS L'OUVRAGE PAR ♫
GUIDÉES PAR CAROLE SERRAT
ET LES MUSIQUES RELAXANTES
DE LAURENT STOPNICKI**

Comment scanner le QR Code ?

Le QR Code se lit avec une « application de lecture » qui se trouve le plus souvent dans votre mobile. Sinon vous pouvez en télécharger directement et gratuitement sur votre smartphone. Ouvrez cette application de lecture et « flashez » le QR Code avec l'appareil photo de votre téléphone et vous serez connecté.

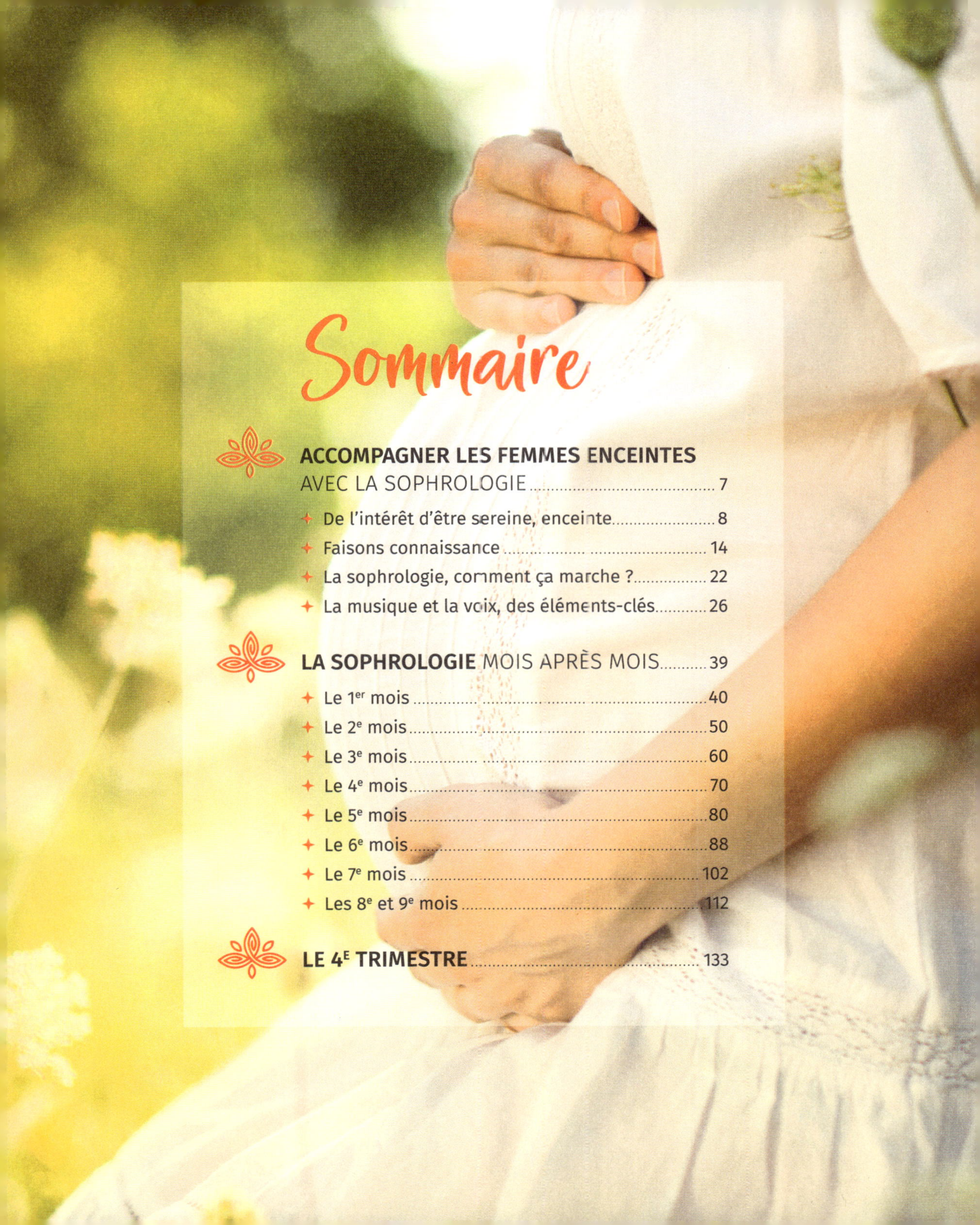

Sommaire

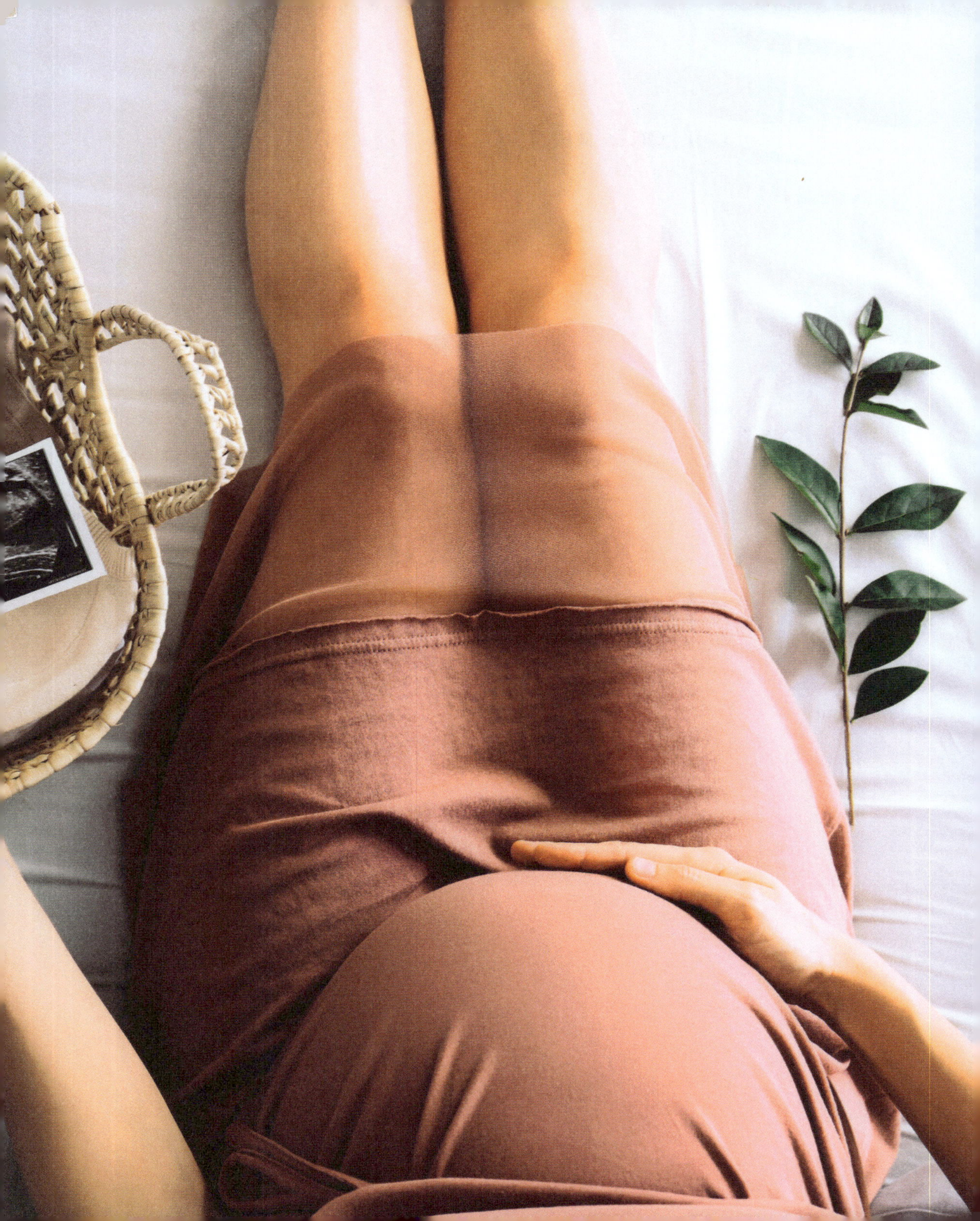

Accompagner les femmes enceintes *avec la sophrologie*

De l'intérêt d'être sereine, *enceinte*

Depuis des années, je propose aux femmes enceintes des séances de sophrologie en musique pour vivre au mieux la grossesse et accoucher l'esprit serein. C'est cette expérience que je transmets ici.

POURQUOI CE LIVRE ?

Cet ouvrage est le reflet fidèle de mes séances, de mon expérience en maternité, et mon vœu le plus sincère est qu'il vous apporte autant de bien-être, de joie, de plaisir que j'ai eu à l'écrire. Après quinze ans de pratique en hôpital et en clinique, il m'a paru essentiel de transmettre ma méthode aux femmes enceintes. En effet, de nombreuses mamans que j'ai accompagnées me témoignent chaque jour combien leur accouchement a été un moment unique, magique, fantastique !

Si vous êtes enceinte, vous savez que la grossesse est un état particulier, dans lequel **une femme a besoin de se sentir rassurée et sécurisée**. Bien sûr, c'est une étape merveilleuse dans la vie. Néanmoins, nombreuses sont celles qui ressentent aussi durant cette période du stress, de la fatigue, de l'irritation, voire de l'angoisse. Or, c'est mon rôle de sophrologue d'accompagner les futures mamans afin qu'elles vivent ces neuf mois de manière sereine.

CHEMINER EN CONFIANCE

Le but ici est dans un premier temps de vous aider à renforcer vos capacités de confiance en vous et d'autonomie, à surmonter vos peurs, à harmoniser votre vie quotidienne, à renforcer le lien avec votre bébé et votre conjoint et, bien sûr, dans un second temps, de vous permettre de vivre l'accouchement dans les meilleures conditions possibles, que ce soit au niveau physique ou psychique.

La méthode que je vous présente, je l'ai créée avec mon mari, le compositeur Laurent Stopnicki. Elle est basée sur la sophrologie, la méditation, et nous l'avons enrichie de sons, de musiques qui en amplifient les effets bénéfiques auxquels vous aurez accès grâce au QRCode que vous trouverez dans l'ouvrage *(voir page 4)*. D'une certaine manière, ce livre s'adresse aussi bien à la maman qu'au bébé qu'elle porte en elle, tant la mère et l'enfant *in utero* sont en osmose totale, l'une transmettant ses émotions à l'autre... Une grossesse sans stress est de ce fait aussi bénéfique pour la femme que pour l'enfant qu'elle porte.

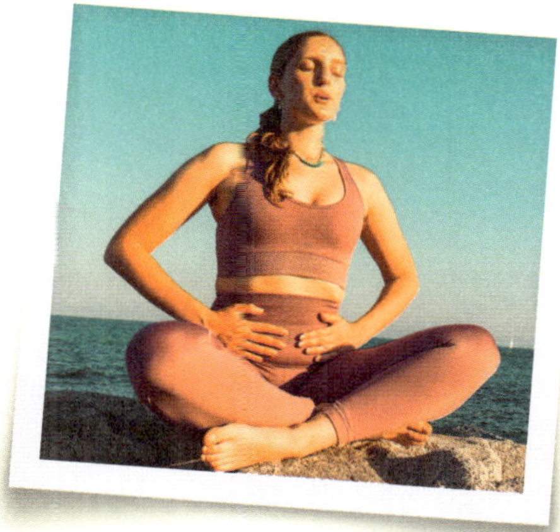

POUR LA MAMAN
AUTANT QUE POUR LE BÉBÉ

Je me suis intéressée à la vie fœtale car j'ai vécu une expérience douloureuse dans le ventre maternel. Ma mère a perdu son fils de 3 ans alors qu'elle était enceinte de moi. Je suis venue au monde une semaine après l'enterrement de mon frère. Il est très probable que j'ai ressenti *in utero* la douleur maternelle. Cela a marqué les premières années de ma vie. J'étais une enfant fragile, asthmatique, hypersensible, sans cesse en cure. Lorsque j'ai attendu mon premier enfant, c'est la sophrologie qui m'a aidée à laisser le passé dans le passé et à avancer dans ma vie future. Du fait de l'histoire de ma vie fœtale, je suis convaincue qu'il est très important que le bébé dans le ventre maternel se sente en sécurité et aimé.

Il est très important que le bébé dans le ventre maternel se sente en sécurité et aimé.

VOUS NE FAITES QU'UN !

C'est aujourd'hui une évidence pour beaucoup. Nous gardons inconsciemment en mémoire des expériences vécues *in utero*. Les sensations, les émotions perçues avant la naissance s'impriment dans le corps, avec une influence durable.

Un embryon, un fœtus est sensible aux vibrations des battements cardiaques de sa maman, de sa respiration, mais il perçoit aussi son stress, sa peur, et à l'inverse, sa joie ou sa sérénité. Dans une situation de bien-être, le corps sécrète des endorphines, dites aussi « hormones du bonheur », et à l'inverse, du cortisol, nommé aussi « hormone du stress », auquel est très sensible le système limbique (socle neurologique des émotions et de la mémoire). Ces substances vont être véhiculées par le cordon ombilical. Les états psychiques et physiques que traverse la parturiente ont donc un impact sur le développement du bébé qu'elle porte. **Voilà pourquoi prendre soin de soi, c'est aussi prendre soin de son bébé *in utero*.**

IL EST DÉJÀ UNE VRAIE PERSONNE

Par ses recherches et sa pratique exemplaire en psychanalyse du nourrisson, du nouveau-né et de l'enfant, Françoise Dolto avait évoqué les liens essentiels entre le tout-petit et sa maman. Elle fut pionnière en affirmant que le bébé est une vraie personne, et depuis, il est admis que le fœtus l'est également. Une vraie personne qui a besoin d'amour, de reconnaissance, pour être et naître en confiance.

Si les expériences vécues avant la naissance peuvent elles aussi affecter la personnalité, un bébé *in utero* pouvant déjà manifester des signes de tension, il importe donc de lui transmettre de la joie et du bien-être... D'où tous les conseils prodigués pour aller en ce sens et renforcer le lien d'amour par la voix et le toucher. Ne doutez pas toutefois des vertus de la résilience telle que la décrit le neuropsychiatre Boris Cyrulnik, qui dit en substance que la plasticité cérébrale est telle au début de la vie que le « bébé est facile à traumatiser et facile à réparer ».

Renforcer le lien d'amour par la voix et le toucher.

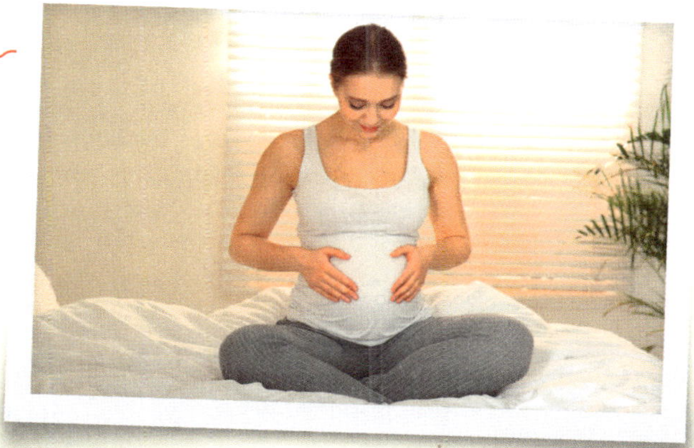

COMMENT UTILISER CE LIVRE ?

Vous l'aurez compris, tous les conseils et les exercices proposés dans ce livre visent à ce vous passiez une grossesse heureuse et que vous abordiez le jour J en toute sérénité, aussi bien sur le plan physique que mental, pour vivre pleinement la naissance de votre bébé. Cet ouvrage se présente essentiellement sous la forme d'un guide, avec mois après mois, non seulement des exercices liés à la détente et à la relaxation, mais aussi des recommandations pratiques pour mieux gérer votre respiration, améliorer votre sommeil, prendre soin de votre dos, acquérir une bonne posture, renforcer votre périnée, faire face aux maux qui surviennent...

POUR LA GROSSESSE ET AU-DELÀ

Si le déroulé est chronologique et progressif, les pratiques présentées ici, dans leur majorité, ont toutefois une valeur intemporelle. Par exemple, apprendre à respirer par le ventre au premier mois, est un enseignement qui vous accompagnera toute la grossesse, facilitera l'accouchement, mais vaudra aussi au-delà si vous en faites une pratique quotidienne. N'hésitez donc pas à revenir en arrière pour revoir ou refaire tel ou tel exercice qui vous aura fait du bien, y compris après la naissance.

Ne vous étonnez pas non plus que, dès le premier trimestre, certaines pratiques évoquent déjà l'accouchement et son déroulement. Il faut parfois un certain entraînement pour en retirer tous les bienfaits et pouvoir les effectuer, quasi sans y penser, de manière spontanée, quand viendra le jour J.

Apprendre à respirer par le ventre au premier mois, est un enseignement qui vous accompagnera toute la grossesse mais vaudra aussi au-delà.

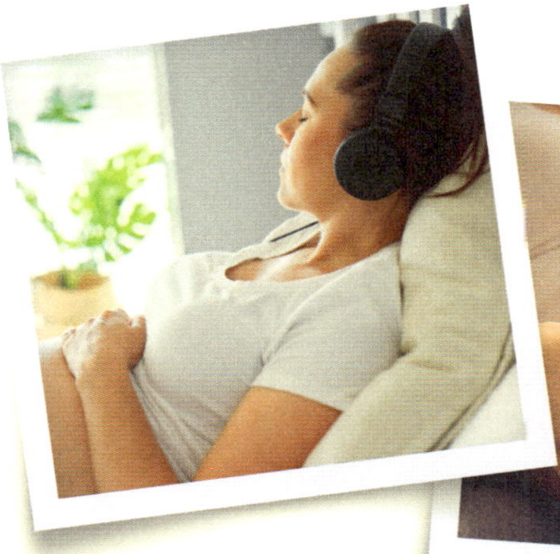

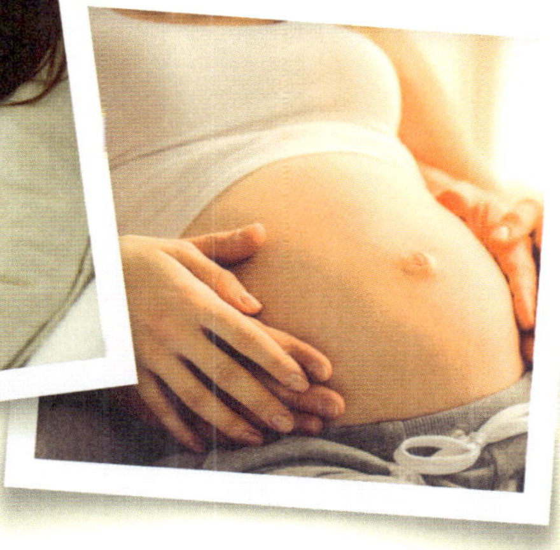

LES PISTES AUDIO, UN APPUI ESSENTIEL

Grâce aux musiques proposées à télécharger *via* les QRCodes, avec ma voix pour guide et la musique du compositeur Laurent Stopnicki, vous pourrez faire seule les exercices à la maison. La voix et la musique sont deux éléments essentiels de notre méthode. L'ensemble des exercices audio de l'accouchement vous permettra :

- **de favoriser et d'amplifier votre détente**, celle de votre bébé et celle de votre conjoint, et de mieux mémoriser les techniques ;
- **de réguler vos émotions**, de baigner dans une atmosphère apaisante, de limiter le stress ;
- **de vous sentir relaxée profondément**, de vous ressourcer, de cultiver le bien-être et l'attachement.

Vous pouvez à tout moment faire une séance complète. ♫ | 1

Faisons connaissance

Quelques informations parfois très personnelles pour que vous sachiez avec qui vous allez travailler durant ces neuf mois, et l'esprit dans lequel je pratique...

MA PRATIQUE QUOTIDIENNE

Dans ma vie professionnelle, j'accompagne en particulier les futures mamans tout au long de leur grossesse à la maternité des Lilas, à la clinique de la Muette, ainsi qu'à l'hôpital Bichat, à Paris. Je les aide à se détendre, à mieux respirer, et je leur transmets des techniques visant à vivre pleinement ces quelques mois de transformations physiques et psychologiques. En suivant ces séances, **les femmes accueillent à leur rythme tous les bouleversements** qu'elles vivent lors de la grossesse. Elles se préparent à l'accouchement en apprenant à apprivoiser leurs peurs, lesquelles sont à l'origine du stress, qui est si nocif, à accompagner le travail des contractions, à mobiliser leur énergie pour vivre intensément la naissance de leur bébé. Lorsque la maman prend le temps d'apaiser son corps et son esprit, le calme qui se diffuse dans son organisme se communique au bébé.

PAS SEULEMENT POUR LES FEMMES

À l'heure actuelle, je reçois de plus en plus de demandes de couples, d'où la place accordée également dans cet ouvrage aux relations entre les deux conjoints ou partenaires de vie. Le papa a souvent besoin lui aussi de se relaxer pendant cette période ; il se pose beaucoup de questions sans parfois s'autoriser à les formuler. En apprenant lors des séances à se détendre ensemble, à se retrouver sur la même longueur d'onde, les couples communiquent mieux entre eux et avec leur bébé. Le jour de l'accouchement, ils peuvent ainsi s'appuyer sur leur expérience commune pour vivre le plus sereinement possible la naissance de leur enfant.

Le jour de l'accouchement, ils peuvent ainsi s'appuyer sur leur expérience commune pour vivre le plus sereinement possible la naissance de leur enfant.

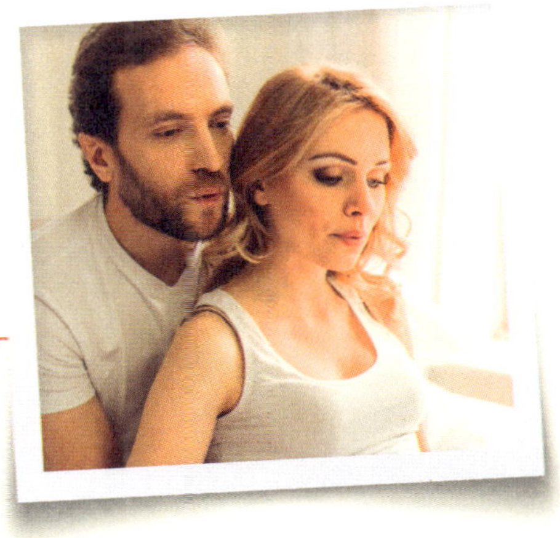

MON EXPÉRIENCE
EN MATERNITÉ

J'ai d'abord pratiqué la sophrologie en musique auprès d'un large public désireux de plus de bien-être, avec mon mari Laurent Stopnicki, et j'ai pu constater les effets bénéfiques de notre méthode sur de nombreuses personnes. Puis, du fait de mon parcours de vie et du vécu si différent de mes deux grossesses, j'en suis venue à proposer des séances de sophrologie musicale aux femmes enceintes à la maternité des Lilas, où j'avais accouché de mes deux enfants. Le docteur Strouk, directeur de la maternité, ainsi que tous les gynécologues des Lilas, m'ont fait confiance. J'ai tout de suite eu de très bons résultats avec les mamans qui souhaitaient vivre sereinement leur grossesse et leur accouchement.

J'ai eu ensuite la possibilité d'appliquer la relaxation musicale à la clinique du Bien-Naître, grâce au docteur Akenin, puis à la clinique de la Muette, grâce à Édith Valette et également à l'hôpital Bichat, grâce à Sylvie Favre. J'étais très heureuse de voir que notre approche était validée par les médecins, qui la préconisaient à leurs patients. Je dois beaucoup au monde médical, qui m'a encouragée et permis de mettre en place cette méthode. Merci en particulier à Édith Valette, qui m'a toujours soutenue dans mon travail d'accompagnement avec les femmes enceintes. Tout cela m'a permis de faire aboutir et fructifier un long cheminement...

Je dois beaucoup au monde médical, qui m'a encouragée et permis de mettre en place cette méthode.

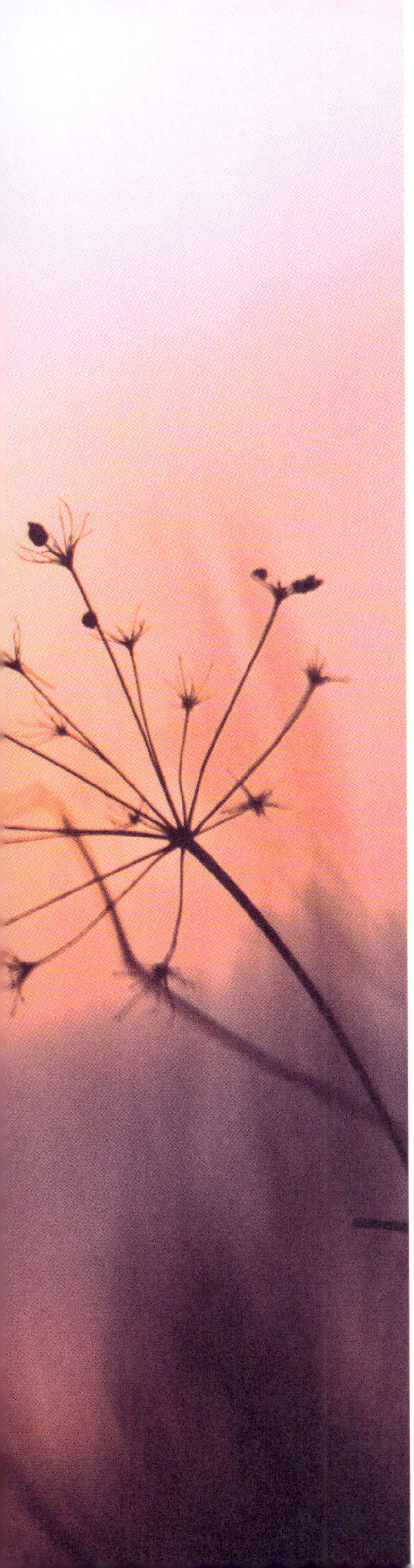

MON PARCOURS DE VIE : DU PARAÎTRE À L'ÊTRE

Après avoir été comédienne, j'ai travaillé à la télévision en tant que présentatrice pendant six ans sur TF1. Peu de temps après mon licenciement, un incendie a ravagé l'appartement que j'occupais avec mon mari et je me suis retrouvée sans travail, sans argent et sans toit. J'ai eu la chance de pouvoir renaître au pays du Soleil levant en enregistrant des disques qui ont connu un grand succès.

DES VALEURS JAPONAISES À LA SOPHROLOGIE CAYCÉDIENNE

C'est au Japon que j'ai pu redécouvrir et apprécier pleinement les valeurs humaines essentielles, parfois oubliées en Occident : la compassion, l'attention, la maîtrise des émotions, la confiance en l'autre, la réconciliation du corps et de l'esprit, la relation de l'homme et de la nature, le sens de l'harmonie au quotidien. C'est là, au pays des arts martiaux et du zen, que je me suis initiée aux pratiques de bien-être et à la méditation. Moi qui jusqu'à présent avait été soucieuse de « paraître », je devenais plus intéressée par « être ».

De retour en France, j'ai décidé, après la naissance de ma fille, de poursuivre cette initiation en suivant l'enseignement du professeur Caycedo, le fondateur de la sophrologie. Cette méthode thérapeutique a été une révélation, puis une passion : j'ai vu que ma voie était d'accompagner les êtres en difficulté, en les aidant à surmonter leur stress, en développant leurs capacités de confiance, d'harmonie et d'équilibre. Mettant à profit cette expérience fabuleuse, j'ai créé avec mon mari, le compositeur et auteur Laurent Stopnicki, des programmes de bien-être originaux et des musiques de relaxation dont les vibrations ont un réel impact sur le corps.

MUSIQUE, MUSIQUE, MUSIQUE…

Lors de la publication de notre premier CD de relaxation, *Éveil, relaxation créative,* chez Sony Music, nous avons reçu un accueil chaleureux, des articles de magazines élogieux, des témoignages très touchants, dont certains provenaient d'institutions médicales. Notre disque faisait du bien, il apaisait, calmait, donnait confiance. Nous avons alors enregistré d'autres CD et mis sur pied des soirées antistress dans de grandes salles parisiennes, des soirées Cool Out au Bataclan, au cours desquelles se déroulaient des séances de relaxation en musique live, du massage et des ateliers bien-être. Nous avons aussi fait des concerts de méditation en musique live Odayam au Grand Rex. C'était très surprenant de voir des gens arriver stressés et repartir avec le sourire.

PREMIERS PAS EN MATERNITÉ

Puis Laurent a fait des recherches sur les sons matriciels, les vibrations sonores de la voix et de la musique qui se transforment en ondes, traversent le liquide amniotique et viennent caresser le corps du bébé. Après la naissance de notre deuxième enfant, nous nous sommes dès lors orientés tout naturellement vers un travail en maternité, qui correspondait à nos envies et à notre approche.

En effet, il est certain que beaucoup de choses se jouent lors de la périnatalité. Le fœtus perçoit les émotions de la maman, et si la maman est détendue et sereine pendant sa grossesse, le bébé le sera à sa naissance. Selon des études cliniques, on a pu constater que les « bébés sophro » sont souvent moins nerveux durant les premières années de leur vie. Parallèlement à mes autres activités, j'ai alors commencé à proposer des séances de relaxation en musique en maternité.

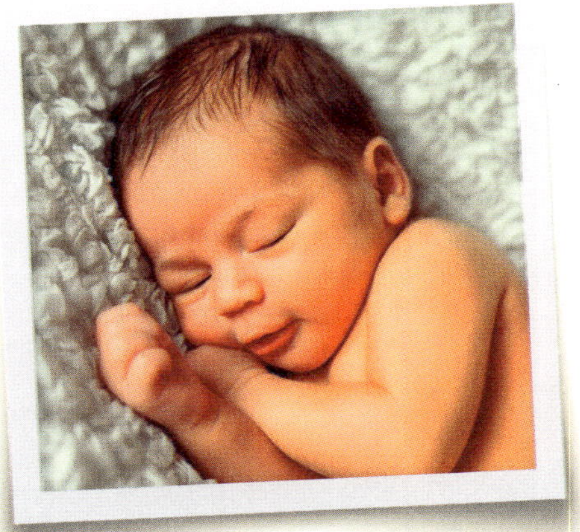

D'UNE GROSSESSE À UNE AUTRE

Être enceinte a été pour moi une source de bonheur et d'épanouissement. J'étais pleinement heureuse de porter un enfant, de ressentir le miracle de la vie en moi. Moi qui avais toujours fait attention à ma ligne, j'acceptais avec plaisir de voir mon ventre s'arrondir. J'ai alors mesuré l'importance de la diététique, du bien-être, de la nécessité de prendre soin de soi. Mais je l'avoue, j'avais très peur de l'accouchement, et cette appréhension provoquait en moi des grands moments de stress. Comme beaucoup, j'avais entendu de nombreux témoignages de mamans qui racontaient leurs souffrances horribles, leurs moments de panique, leur césarienne. Je me conditionnais pour vivre la souffrance, au lieu d'essayer de l'apprivoiser et de la positiver, ainsi que je l'enseigne aujourd'hui.

Je me conditionnais pour vivre la souffrance, au lieu d'essayer de l'apprivoiser et de la positiver, ainsi que je l'enseigne aujourd'hui.

ENTRE LA PEUR ET LA JOIE...

J'avais très peur de la douleur des contractions, de la sortie du bébé, ce moment si merveilleux et pourtant si redouté par de nombreuses femmes... La sentence négative des médecins – « Ça ne va pas être facile » – et l'idée encore trop répandue de « l'accouchement dans la douleur » m'effrayaient. J'ai alors souhaité vivre une mise au monde en douceur et plus naturelle, et c'est la raison pour laquelle j'ai choisi la maternité des Lilas, très axée sur les techniques de bien-être, pour la préparation à l'accouchement (yoga, sophrologie, chant prénatal).

En revanche, côté relationnel, c'était le bonheur. Mon mari s'est impliqué tout au long de la grossesse, et nous avons constaté que le fœtus percevait bien les sons et les vibrations du monde extérieur. Nous parlions régulièrement à notre bébé, nous communiquions par la voix bien entendu, mais aussi par le toucher. Nous parvenions à le bercer, à le déplacer. Que de moments magiques et surprenants !

L'ACCOUCHEMENT DE HANÁ

Mon accouchement s'est bien passé, il a duré huit heures, j'étais bien entourée. Mais je craignais tant la douleur, j'avais tellement peur d'elle, que j'ai accepté une anesthésie péridurale légère. La sage-femme a continué à me guider, à me donner des conseils pour mieux respirer pendant les contractions et pendant les poussées. Mais l'anesthésie m'a tout de même un peu «dépossédée» de mon corps dans la dernière partie de l'accouchement. Cette première naissance a été pour moi une véritable renaissance. Je venais de donner la vie à une petite fille, Haná, et je voulais lui offrir tout le bonheur possible. C'est à cette époque que j'ai commencé à suivre des cours de sophrologie et que j'ai démarré mon travail sur les programmes de relaxation en musique.

LA SOPHROLOGIE APPLIQUÉE À SOI-MÊME

Quatre ans après la naissance de Haná, j'étais à nouveau enceinte. Cette seconde grossesse a été très différente de la première. J'ai pratiqué intensément la sophrologie dès le troisième mois, j'ai appris à respirer, à gérer l'intensité des contractions. J'ai véritablement compris dans mon cœur et dans mon corps que je pouvais être active lors de la naissance de mon enfant.

J'ai imaginé mon accouchement à l'avance, sans péridurale… J'ai pris tout mon temps, j'ai vécu à mon propre rythme. La sophrologie, mais aussi la méthode que mon mari et moi avions mise au point, en partant des bases de la sophrologie, m'ont aidée à mieux vivre les importantes modifications corporelles et psychologiques de ma grossesse, à mieux supporter les problèmes neurovégétatifs (nausées, malaises, insomnies, migraines, impatiences), à évacuer toutes mes peurs, à anticiper un vécu positif de mon accouchement.

J'ai véritablement compris dans mon cœur et dans mon corps que je pouvais être active lors de la naissance de mon enfant.

UNE NAISSANCE SANS PÉRIDURALE

Mon fils Elio est né à la maternité des Lilas sans péridurale. Après sa naissance, j'ai pu récupérer bien plus vite qu'après mon premier accouchement. Grâce à la capacité à me détendre, à relativiser les petits maux du quotidien que j'avais acquise, j'ai pu me consacrer pleinement au bien-être de mon second bébé.

J'ai vécu deux grossesses très différentes, chacune aussi épanouissante, mais à un niveau différent, et je suis aujourd'hui une maman comblée. C'est cette expérience de vie que j'aime aujourd'hui transmettre, en accompagnant les futures mamans. Les voir au fil des mois découvrir à leur tour ce bonheur me remplit de joie. J'ai le sentiment d'être vraiment utile.

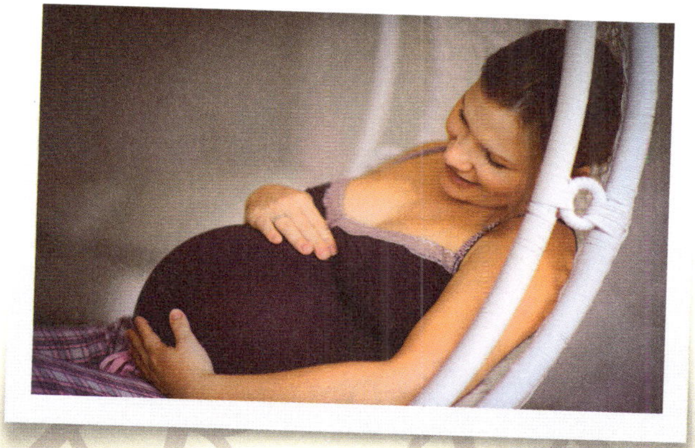

La musique et la voix, *des éléments-clés*

Ma méthode est originale dans le sens où elle allie la musicothérapie et la sophrologie, présentée au chapitre suivant. Pourquoi une sophrologie créative ? Parce ce que c'est par la voix et le son que se produisent aussi la détente !

LES BIENFAITS DE LA MUSIQUE

La musique, dont celle de la voix, a un impact émotionnel direct sur la détente musculaire et sur le système neuro-végétatif, et donc sur l'état psychique de la maman et du bébé. Certaines fréquences musicales entrent en résonance avec celles de notre système nerveux, et nous procurent une sensation de bien-être, apaisant le rythme respiratoire et cardiaque, et par là-même le degré d'anxiété. De nombreuses études montrent d'ailleurs que certaines musiques douces stimulent la production d'endorphines, les fameuses hormones du bien-être, qui agissent sur le stress et renforcent le système immunitaire.

PROCHE DES SONS INTRA-UTÉRINS

Chacune de mes séances se déroule en musique. Le compositeur Laurent Stopnicki a étudié l'influence des vibrations sonores sur les émotions, et a effectué durant des années un travail de recherche très personnel sur les sons et les textures sonores. Il part souvent de sources sonores naturelles, telles que des souffles, des respirations, des vagues, des sons du corps, puis il les échantillonne, il les filtre, pour créer une écoute enveloppante, rassurante, finalement assez proche des sensations intra-utérines. C'est en quelque sorte un sculpteur de sons, qui réussit à mêler l'esthétique et la thérapeutique.

Certaines musiques douces stimulent la production d'endorphines, les fameuses hormones du bien-être, qui agissent sur le stress et renforcent le système immunitaire.

Sa musique n'est pas un simple fond sonore sur lequel une voix de thérapeute vient se superposer de façon aléatoire. Il a composé, adapté, synchronisé la musique à mes textes et à ma voix. **Sa musique accompagne la séance pour favoriser et amplifier les effets de la relaxation**. Elle est elle-même génératrice de détente. Lorsque la mère parle, elle caresse la bouche et les mains du bébé qu'elle porte. C'est en pensant à ce phénomène que nous avons orienté notre travail de voix et de composition, afin que l'auditeur retrouve les sensations originelles de paix et de sécurité, sensations de paradis retrouvé.

LA PRÉSENCE RASSURANTE DE LA VOIX

Tout au long des séances, en effet, ma voix accompagne la femme enceinte. J'ai choisi de ne pas adopter un ton thérapeutique laconique et détaché, et j'ai pris le parti de créer un lien intime avec la maman, comme si je chuchotais une histoire à l'oreille d'un enfant, son « enfant intérieur ». **La voix est ainsi une présence rassurante qui aide à lutter contre les effets du stress et l'insomnie**. Platon expliquait déjà en son temps qu'une voix douce favorise le calme, la concentration et la guérison des émotions. Je conseille d'ailleurs aux sages-femmes d'employer en salle d'accouchement un ton tranquille et doux. La voix est un merveilleux instrument de communication et d'apaisement.

LES EFFETS POUR LE BÉBÉ *IN UTERO*

Les répercussions bénéfiques de la musique et de la voix valent aussi, bien entendu, pour le fœtus et plus tard le bébé, avec là aussi des effets sur le système neuro-végétatif. Nul besoin d'être scientifique pour constater que les bébés, les jeunes enfants s'apaisent lorsqu'ils écoutent une musique douce ou qu'on leur raconte une histoire.

DE VRAIES CARESSES SONORES

L'oreille est le premier organe sensoriel qui se développe chez le fœtus. Dès le 3e mois de la vie intra-utérine, c'est par l'ouïe que le bébé perçoit le monde extérieur. Au bout de 18 semaines, il entend les bruits extérieurs dans son environnement immédiat et y réagit. Il perçoit clairement le niveau sonore des voix et le rythme de la parole. Il se familiarise ainsi très vite avec votre voix, qui est celle qu'il reconnaît le plus facilement, celle qui le sécurise et qui l'apaise. La parole et le chant sont autant de caresses sonores qui renforcent le lien.

On sait aujourd'hui, notamment grâce aux travaux de Boris Cyrulnik, dans *La Naissance du sens*, que confirment mes propres recherches, que le fœtus est très sensible à la musique, et qu'il reconnaît à sa naissance un morceau musical qu'il a souvent entendu *(voir texte ci-dessus)*, mémorisant les perceptions sonores dès le troisième mois de sa vie. Appréhendant l'extérieur par l'ouïe, le fœtus va donc percevoir le monde comme serein ou, à l'inverse, comme agressif ou dangereux, selon le type de sons qui parviennent jusqu'à lui : une musique agréable l'enveloppera de bien-être, tandis qu'une discussion violente générera du stress pour lui aussi.

Les souvenirs musicaux du bébé

Si une maman écoute une même musique tous les jours dans les semaines qui précèdent la naissance, on constate que le nouveau-né préfère la berceuse qu'il a entendue *in utero* à une berceuse qui lui est inconnue. Lorsqu'un nouveau-né entend une séquence musicale qu'il a déjà perçue avant sa naissance, il semble s'apaiser ou être plus vigilant. J'ai moi-même fait le constat suivant : lorsqu'une maman revient me voir après l'accouchement avec son bébé, nous refaisons une séance avec la même musique. Et ce qui est très étonnant, c'est qu'à l'écoute de la musique, le nourrisson s'arrête de pleurer, comme s'il la reconnaissait !

POURQUOI JE VOUS CONSEILLE DE CHANTER

J'ai toujours pratiqué le chant. La voix et la musique sont les bases de mes programmes de méditation et de sophrologie. Je me sers souvent de ma voix chantée dans mes séances de sophrologie, en particulier avec les femmes enceintes à l'hôpital Bichat, et c'est très apaisant pour elles et le bébé. Le chant calme le bébé, et lorsque la maman chante pour lui, cela crée une merveilleuse relation. Le chant, associé au bercement *(voir page 30)*, fait ainsi partie intégrante de ma méthode. Il renvoie d'ailleurs à la maîtrise de la respiration, laquelle est essentielle pour bien chanter et pour pratiquer les exercices proposés dans ce livre. Mais comment respirer ? Eh bien, observez un bébé... Dès qu'il naît, il respire par le ventre de façon naturelle : il respire déjà idéalement pour chanter. C'est cette respiration profonde que doit adopter le chanteur !

UNE VOIE DE CONFIANCE EN SOI

La voix n'est pas n'importe quel instrument : elle exprime notre personnalité profonde. Véritable exercice de confiance en soi, le chant permet de bien placer sa voix, ce qui d'emblée (re)donne de l'assurance, tant physique que morale. Je dirais même qu'entraîner sa voix permet de trouver sa voie et de nous donner de l'assurance dans la vie quotidienne. Nombreux sont ses bienfaits. Quand on chante, on débloque le souffle, on calme la peur. On se détend, on pense à autre chose, on lâche prise, on exprime nos émotions, on libère notre créativité...

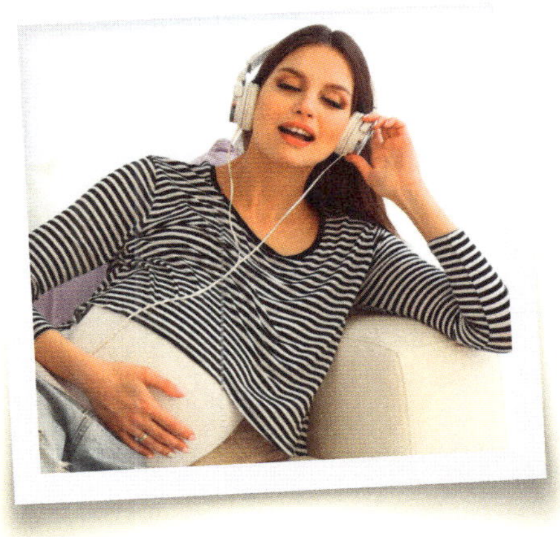

UN MASSAGE VIBRATOIRE

Les cordes vocales sont des muscles dont le degré de tension est directement relié à notre état nerveux et émotionnel. Quand on chante en étant enceinte, les vibrations de la voix et des cordes vocales se propagent dans tout le corps, y compris dans le cerveau et la colonne vertébrale. Cela crée un délicieux massage vibratoire aux effets bénéfiques tant pour la maman (sphère ORL, dos...) que pour le bébé, qui va se sentir alors comme enveloppé.

La sophrologie, comment ça marche ?

Comprenant quatre étapes essentielles, ma méthode de sophrologie vise, entre autres, à développer ses propres ressources antistress.
Chacune d'entre nous peut parvenir à comprendre et à dissoudre le stress qu'elle se crée, le « self-stress », pour vivre des journées et une grossesse sereines.

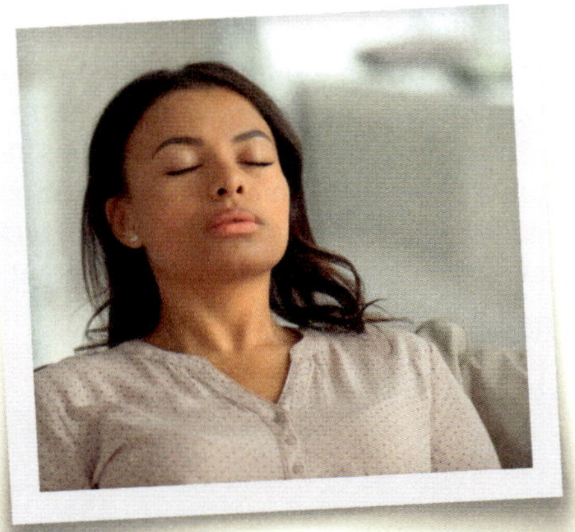

ÉTAPE 1 : PRANA-RESPIRER ♫ 2

La respiration constitue la première étape de la détente. Elle est le lien entre votre corps, votre esprit et votre bébé. En inspirant profondément, vous nourrissez et vous oxygénez votre corps et le sien. En expirant, vous évacuez le gaz carbonique et le stress. Notre manière de respirer découle directement de nos émotions. Lorsque nous sommes sous pression, notre respiration devient courte, rapide et haute. À l'inverse, lorsque nous sommes relaxés, elle est lente et profonde… Plus on est tendu, plus on respire mal. Plus on respire mal, haut et vite, plus on est exposé au stress, et ce dysfonctionnement entretient les désordres organiques (migraines, palpitations, nausées, angoisses). **Bien respirer permet donc de réduire instantanément notre niveau de stress.**

Notre manière de respirer découle directement de nos émotions.

RESPIRER, ÇA S'APPREND…

Il est très important de s'exercer à bien respirer dès le début de la grossesse, car l'utérus qui se développe tend à réduire l'amplitude des mouvements respiratoires. De surcroît, la respiration est bénéfique pour votre bébé, car ses poumons n'étant pas encore fonctionnels, c'est vous qui respirez pour lui par le biais du placenta. Pendant l'accouchement, votre souffle sera votre meilleur allié, car il vous aidera à rester parfaitement calme, équilibrée et pleine d'énergie.

Pour bien respirer, il est important de ressentir le travail des poumons, du diaphragme et du ventre. Le diaphragme est le muscle respiratoire qui sépare le thorax de l'abdomen. En respirant par le ventre, on libère le diaphragme. À l'inspiration, le ventre se gonfle, et le diaphragme s'abaisse, permettant une ouverture de la cage thoracique et une meilleure ventilation pulmonaire. Avec un peu de pratique, vous pourrez maîtriser votre respiration, en fixer le rythme, respirer superficiellement ou en profondeur pour favoriser la détente…

À noter. Parmi tous les exercices respiratoires proposés dans ce livre, choisissez ceux qui vous conviennent le mieux et pratiquez-les de cinq à dix minutes chaque jour.

ÉTAPE 2 : DÉTENDRE SON CORPS ♫ | 3

Cette étape est la base de ma méthode. La détente neuromusculaire permet une véritable mise au repos de l'organisme, qui ainsi se régénère. En dénouant vos tensions, en calmant votre activité mentale, vous allez expérimenter l'état alpha, un état de conscience à la frontière entre veille et sommeil.

QU'EST-CE QUE L'ÉTAT ALPHA ?

Vous êtes actuellement en train de lire ce livre dans un état de veille et d'attention vigilante, votre cerveau vibre au rythme d'ondes bêta, très rapides et de faible amplitude. C'est notre rythme d'éveil, celui que nous nous imposons le plus souvent. Lorsque vous commencez à détendre vos tensions musculaires, vous vous installez peu à peu dans un état très agréable de relaxation, et votre cerveau vibre au rythme d'ondes plus lentes, mais aussi plus amples que les précédentes : les ondes alpha. C'est un état de repos sensoriel qui permet de se concentrer sur l'intérieur plutôt que de réagir aux stimuli extérieurs.

> *C'est un état de repos sensoriel qui permet de se concentrer sur l'intérieur plutôt que de réagir aux stimuli extérieurs.*

En état alpha, vous utilisez votre faculté naturelle à parvenir à un plus grand contrôle de votre système nerveux autonome, de vos émotions. Vous arrivez vous-même à dissoudre vos pensées automatiques, toxiques, vos peurs, vos ressentiments. **L'état alpha concerne l'équilibre global de la personne et accroît l'efficacité des fonctions neurovégétatives** : la respiration devient plus calme, le rythme cardiaque ralentit, les tensions disparaissent, l'oxygénation du cerveau augmente, le champ de conscience s'élargit. Les hormones de stress (adrénaline) sont remplacées par les hormones de bien-être (endorphines).

« LÂCHER » SES TENSIONS

Les relaxations musculaires et mentales favorisent la prise de conscience des différents flux parcourant le corps, mais aussi des zones de blocages. En ressentant chacune de vos tensions musculaires, vous pouvez les « lâcher », physiquement et mentalement. Vous vous détendez en profondeur... Après la pratique, vous obtenez une meilleure image de votre schéma corporel, une conscience accrue de votre corps. Vous découvrez que ce dernier réagit bien mieux lorsque vous lâchez prise que quand vous vous efforcez de le soumettre ou de le dominer.

Lorsque le corps est détendu, l'esprit est au repos et ses facultés sont optimisées. Cela permet notamment de se connecter à son inconscient tout en restant conscient. Vous devenez alors plus accessible à vous-même. La relaxation en état alpha vous apporte ainsi la sérénité, la force, le détachement confiant...

Lorsque le corps est détendu, l'esprit est au repos et ses facultés sont optimisées.

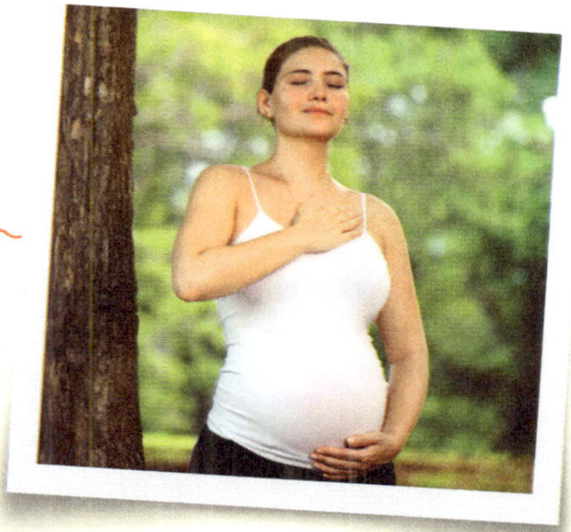

ÉTAPE 3 : COMMUNIQUER AVEC VOTRE BÉBÉ

Un bébé qui a été accueilli affectueusement par ses parents dès sa vie intra-utérine développe un sentiment de sécurité. À la naissance, il sera plus présent, souriant, éveillé, avec un meilleur tonus musculaire. Il existe maintes façons de communiquer avec lui : par la voix et le chant *(voir chapitre précédent)*, par le fait de lui parler, par les échanges tactiles et enfin par le bercement.

BERCEMENT ET ÉCHANGES TACTILES

Le bercement tel que je le préconise s'effectue en état de détente profonde et fait appel à la fois au toucher et à la respiration. Pour vous entraîner à cette pratique originale, écoutez la séance musicale ♫ | **4**.

Lors du bercement, vous allez pouvoir prendre soin de votre bébé, le rassurer, lui redonner confiance… Le bébé réagit à la douceur de vos mains. Il s'instaure alors un vrai dialogue entre vous. **Le bercement est une étape d'amour qui mérite d'être pleinement expérimentée**.

Je vous recommande par ailleurs d'effectuer souvent de petites pressions de la main sur le ventre. Ce geste vous met en contact avec votre bébé et vous reconnecte au plus profond de vous-même. Le contact physique de la mère, qui transmet ainsi toute son affection, apaise et sécurise le fœtus. Votre bébé aime les caresses. Il est sensible aux stimulations tactiles qu'il perçoit à travers la paroi abdominale. Ses déplacements dans le liquide amniotique lui procurent d'ailleurs de nombreuses sensations d'effleurements.

PETITS JEUX À TROIS

Il importe également que le papa pose ses mains sur le ventre de la maman pour établir un lien avec le bébé. Cette triangulation est très sécurisante pour lui. Tout ce qui est bon pour les parents est bon pour l'enfant, et inversement. N'hésitez pas à jouer avec votre bébé, comme je le propose dans mes séances. Cela vous procurera un sentiment très agréable, lors duquel vous découvrirez que vous pouvez l'inviter à aller plus près de votre cœur, le rapprocher près du bassin, le faire monter, le faire descendre. De l'intérieur, vous dites à votre enfant : « Vas-y, ton père t'appelle. » Cela se passe dans l'affectivité. Le but de ma méthode d'accompagnement est que les enfants soient mieux dans leur peau.

DITES-LUI VOTRE AMOUR…

Quand vous communiquez avec votre bébé, parlez-lui avec douceur, dites-lui votre joie de le porter en vous, d'être mère, exprimez-lui votre désir de le mettre au monde et de l'accueillir sur Terre lorsque le temps sera venu.

« Je t'aime, je t'attends, je te berce et je te sens.

Je pose les mains sur mon ventre et tendrement je nous recentre.

Je t'envoie ma chaleur, mon énergie, ma douceur, mon harmonie.

Tu es ancré en moi, bien au chaud comme dans un nid, je t'enveloppe et te protège, tu flottes en toute sécurité dans le liquide amniotique, tu voyages dans ma capsule, en apesanteur, en douceur, sans peur.

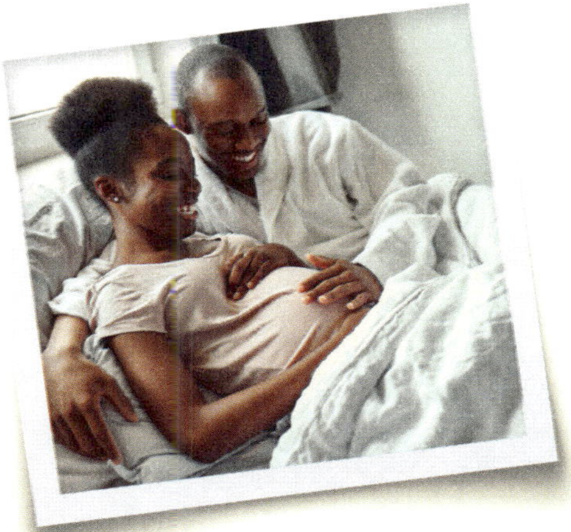

Tu reconnais la voix de ton papa, qui est là, attentif à toi, curieux de ton mystère, de ta présence invisible. »

Et le père de dire…

« Oui, moi aussi, ton papa, je suis là, je sais que tu m'entends, car tu réagis à ma voix lorsque je m'approche de toi.

À ta naissance, tu me reconnaîtras par ma voix, et ma voix te sécurisera, comme peut être déjà aujourd'hui.

Même si ce n'est pas moi qui te porte et t'enveloppe, je suis avec toi, je te suis, je te sens, je te vois sur le film échographique, te former et grandir.

Tu viens aussi de moi, de mon élan vital.

Tu es un être unique qui compte tellement pour moi. Pour l'heure, je pose mes mains sur le ventre de ta maman pour être en lien avec toi. »

À vous, trouvez vos propres mots…

ÉTAPE 4 : VISUALISATION ♫ | 5, 6, 7

Quand la personne que j'accompagne est en état de relaxation profonde, dit « état alpha », je lui propose des visualisations qui l'aident à se détendre, et le jour J, à se détacher de la douleur. Dans cet état, nous sommes en effet déconnectés des influences extérieures et reliés directement à notre inconscient. Nous pouvons donc imaginer sans limites, ouvrir de nouvelles portes qui mènent à des pièces baignées de lumière dont nous ne soupçonnions même pas l'existence…

UNE ANTICIPATION POSITIVE

La visualisation est une technique qui aide à **se projeter dans une situation à venir, afin de se remplir de confiance et d'équilibre**. Souvent utilisée par les sportifs de haut niveau, elle vise à anticiper de manière positive une épreuve, une compétition, un examen. Elle développe les capacités de confiance, de mémoire, de concentration, et offre la liberté de se dessiner un bel avenir. Elle nous donne ainsi l'opportunité d'imaginer, sans être entravé par la peur, le doute ou les jugements. En bref, la visualisation crée de la sécurité dans notre mental et permet, notamment lors de l'accouchement, de se déconnecter du cadre médical, de la douleur, et de développer ses capacités d'endurance et de confiance.

La visualisation crée de la sécurité dans notre mental et permet, notamment lors de l'accouchement, de se déconnecter du cadre médical, et de la douleur.

Il est tout à fait normal que vous ressentiez à la fois de la joie et de la peur lorsque vous pensez à votre accouchement.

UN EXERCICE POUR DOMESTIQUER SES PEURS

Il est tout à fait normal que vous ressentiez à la fois de la joie et de la peur lorsque vous pensez à votre accouchement. Il est raisonnable d'admettre la coexistence des contraires dans la vie. La peur peut venir d'idées préconçues sur l'accouchement, d'histoires angoissantes sur la naissance que l'on vous a racontées. Ramener à la surface de la conscience les craintes que l'on éprouve est le meilleur moyen de diminuer leur importance. Faites ce petit exercice...

- *En posture assise, imaginez comment se déroule la naissance de votre bébé depuis les premières contractions jusqu'au moment de la sortie.*
- *Concentrez-vous sur ce qui vous tracasse.*
- *Prenez une feuille de papier et inscrivez les mots terrifiants qui vous viennent à l'esprit.*
- *Maintenant, fermez à nouveau les yeux et imaginez-vous en train d'accoucher sereinement.*

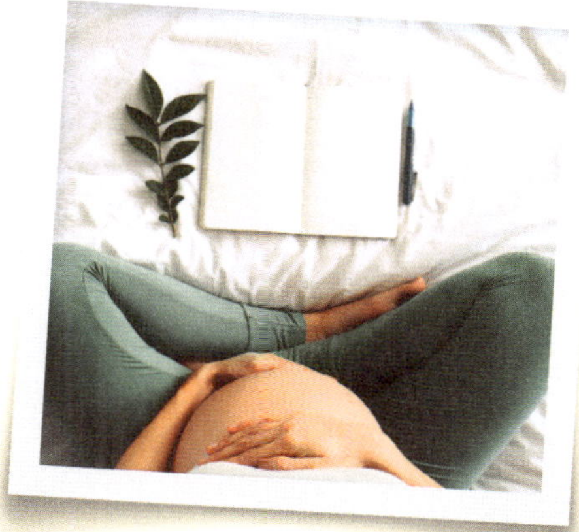

SOPHROLOGIE, DOULEUR ET ACCOUCHEMENT...

Beaucoup de femmes pensent que la péridurale est la solution unique pour diminuer les douleurs des contractions de travail et celles de l'expulsion. En fait, la péridurale est la réponse pharmacologique de prise en charge de la douleur, mais elle ne soulage pas la souffrance psychologique et elle n'aide pas à réguler le flot d'émotions qui submerge quelquefois la parturiente.

De plus, l'immobilité forcée engendrée par la péridurale est parfois mal vécue, surtout quand elle dure de très longues heures (la mise au monde d'un premier enfant peut prendre jusqu'à vingt-quatre heures). À côté de la péridurale, il est possible d'avoir recours à **des approches non pharmacologiques de soulagement de la douleur**. Plusieurs solutions naturelles existent, dont la sophrologie.

UNE MÉTHODE TOTALEMENT NATURELLE ?

La sophrologie est sûrement la méthode naturelle la plus pratiquée pour gérer les douleurs de l'accouchement, car elle a démontré son efficacité depuis des dizaines d'années. Les techniques qu'elle propose peuvent s'apprendre et, appliquées le jour J, permettent de vivre ce moment avec moins de stress, de peurs ou d'angoisses.

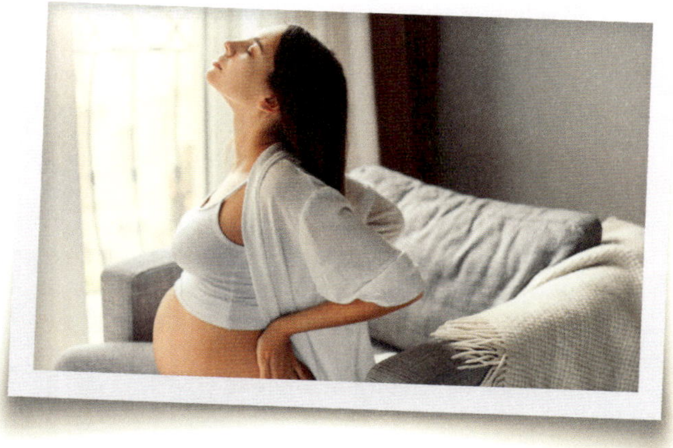

QUELLES SONT LES CAUSES DE LA DOULEUR ?

La douleur constitue l'un des indicateurs du démarrage de la phase de travail. On dit souvent que ce qui distingue les contractions de travail, et les différencie des contractions de grossesse, est leur fréquence et leur caractère douloureux. Quand la naissance approche, les contractions vont se faire de plus en plus fortes, afin de pouvoir progressivement ouvrir le col. **La douleur correspond à la contraction du muscle de l'utérus**. Elle est localisée dans le bassin, mais est susceptible d'irradier dans d'autres parties du corps. Pendant la phase d'expulsion, c'est le périnée qui est sollicité à son maximum, et cet étirement extrême est lui aussi douloureux.

ACCOUCHER SANS DOULEUR, EST-CE POSSIBLE ?

Le seuil de déclenchement de la douleur est identique pour tous. C'est sa perception qui diffère, résultant d'une combinaison d'éléments : l'éducation, les expériences passées, l'environnement, l'état d'esprit, l'état de fatigue… La douleur est amplifiée par la peur et par le stress, qui, agissant sur l'organisme, diminuent son seuil de tolérance. Elle peut aussi être renforcée si l'environnement ne semble pas accueillant : lumière trop forte, salle trop petite ou trop grande, environnement très médicalisé, sage-femme absente, pas assez rassurante, personnel débordé…

Au contraire, la douleur est diminuée grâce à des méthodes de préparation à l'accouchement comme la sophrologie, grâce à la présence rassurante du conjoint, un environnement sain, un personnel serein, qui inspire confiance et qui est à l'écoute. Il est donc possible d'agir sur la perception de la douleur en s'y préparant physiquement et mentalement.

Il est donc possible d'agir sur la perception de la douleur en s'y préparant physiquement et mentalement.

POURQUOI SE PRÉPARER AVEC LA SOPHROLOGIE ?

La préparation en amont diminue le niveau de stress pendant les phases de travail et d'expulsion. Elle permet d'activer efficacement le mécanisme d'adaptation du corps à la douleur, afin de ne pas la subir, mais de l'accompagner. Passer d'un état d'angoisse à un état d'équilibre vous sera très bénéfique pendant le travail.

- **La respiration aide à gérer la douleur des contractions de travail et accompagne la dilatation du col**. Sous l'effet du stress, les artères qui amènent le sang à l'utérus se contractent et réduisent l'efficacité des contractions. Le fait de respirer consciemment permet d'inverser ce mécanisme et de reprendre le contrôle de soi.
- **Les techniques de détente neuromusculaires** sont utiles pour évacuer les tensions et pour détendre le corps, crispé à cause des contractions de travail (le but est d'accompagner les contractions, sans lutter contre elles et sans les fuir).
- **Les visualisations** permettent de vous mettre dans une bulle et de vous projeter positivement dans la mise au monde de votre enfant.
- **Certaines techniques de massage favorisent la sécrétion d'endorphines**, qui viendront à leur tour réduire le stress et la douleur.

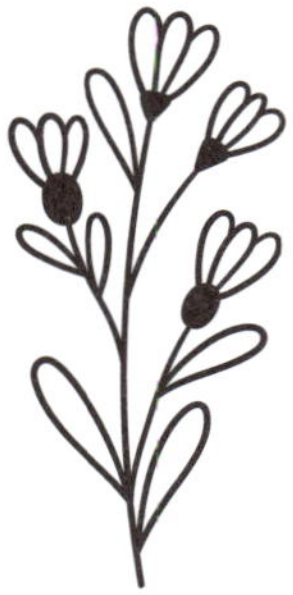

Moins de complications

Le travail de sophrologie effectué en amont vous accompagnera tout au long de votre accouchement. Il vous permettra de vivre pleinement ce moment, de ne pas passer à côté, à cause du stress ou de peurs paralysantes. De plus, il est prouvé que le recours à une méthode de préparation douce diminue d'une part les risques de complication (césarienne en urgence, bébé qui ne progresse plus dans le bassin...) et d'autre part la probabilité que l'obstétricien ou la sage-femme doive recourir à des instruments (ventouses, forceps...).

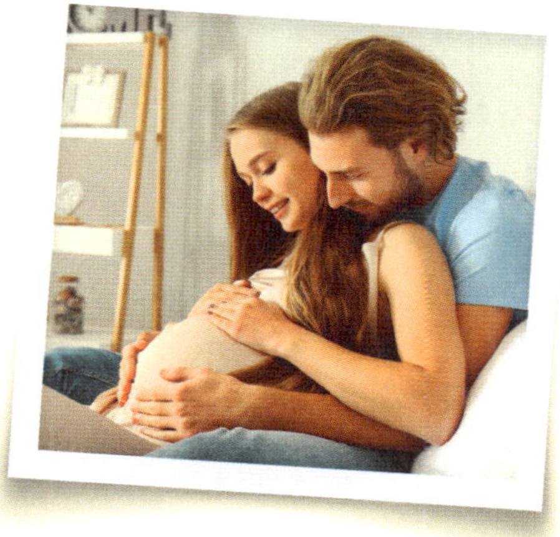

La PMA… ou le parcours du combattant !

La PMA, ou assistance médicale à la procréation (AMP), permet à un couple qui n'y parvient pas, ou ne le peut pas, d'avoir un bébé au moyen de différentes techniques médicales (insémination artificielle, fécondation in vitro, accueil d'embryon). Un parcours parfois douloureux et ponctué d'échecs. Pour les couples hétérosexuels, la difficulté à concevoir un enfant amène souvent une grande remise en question, des peurs, de la gêne, parfois de la honte. Se réapproprier son corps dans ce chemin ultra médicalisé est alors primordial. J'aide ainsi mes patientes à regagner de la confiance, à avoir du recul, à mieux gérer leurs émotions. **Avec la sophrologie, on s'éloigne de la vitre qui symbolise un problème, on respire, on prend de la hauteur**. Pour avoir, je l'espère, une belle surprise à la fin !

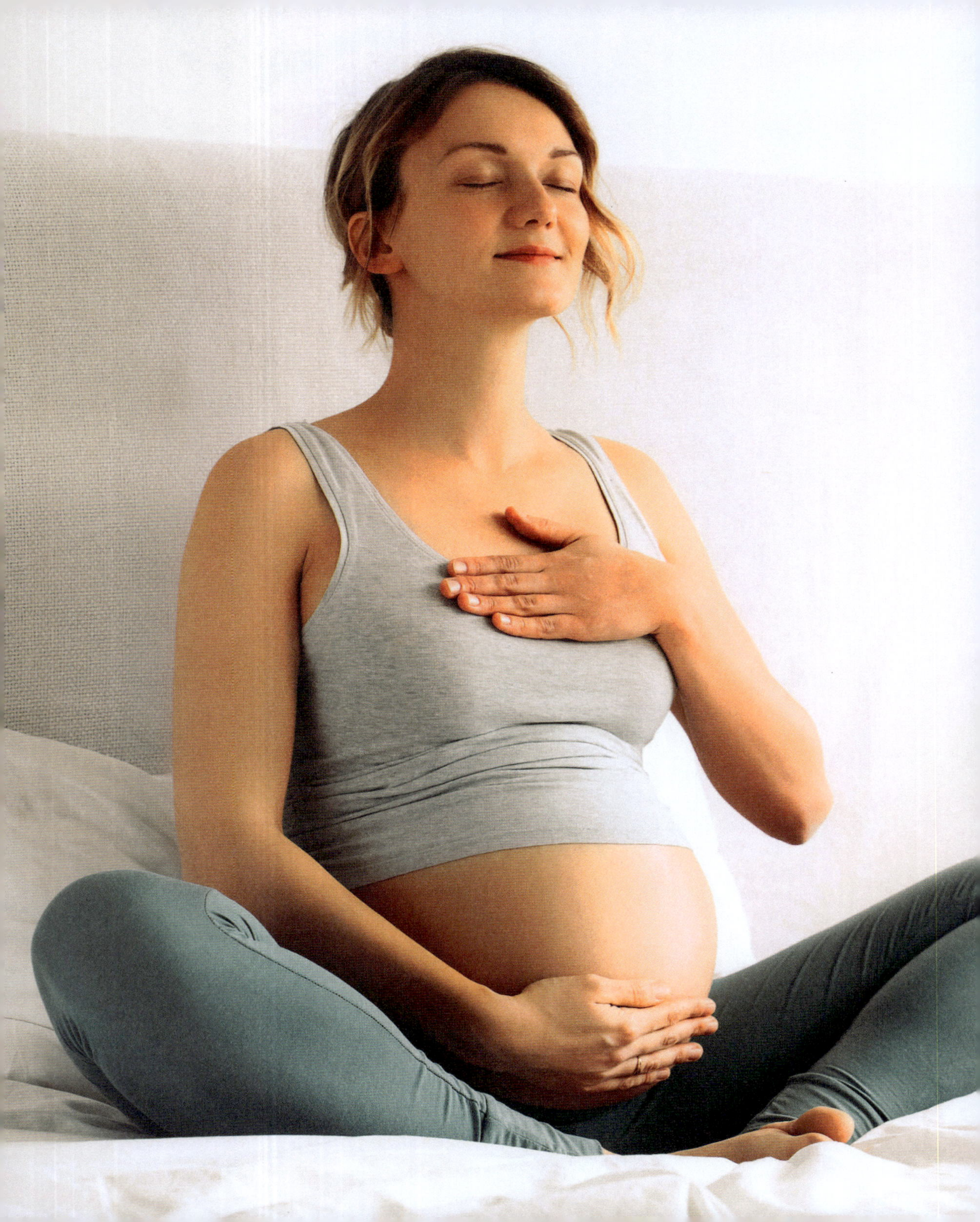

La sophrologie
mois après mois

Le 1er mois

Que vous l'attendiez ou que cela vous surprenne, eh oui ! vous êtes enceinte. Une autre vie commence à grandir en vous… Un temps de bouleversements profonds, tant physiologiques que psychiques, s'ouvre désormais devant vous.

L'ÉVOLUTION DE L'EMBRYON

Au moment où vous apprenez que vous êtes enceinte, votre embryon est loin d'être imposant, puisqu'il ne dépasse guère les 2 mm. Mais à 4 semaines, il a déjà doublé de volume et possède maintenant un cœur et un estomac : c'est le début de son organogenèse, à savoir la mise en place de ses principaux organes.

L'embryon est constitué de couches distinctes, à savoir :
- **une couche externe**, qui deviendra la peau, le système nerveux, les poils et les ongles de votre bébé ;
- **une couche médiane**, qui donnera les muscles, les os, le cœur et les vaisseaux sanguins ;
- **une couche interne**, qui formera le tractus gastro-intestinal et le système urinaire.

LE PLACENTA, CENTRE D'ÉCHANGES

À l'intérieur de l'utérus, votre futur bébé se développe dans le sac amniotique. Il baigne dans ce liquide, relié au placenta par le cordon ombilical. Le placenta, qui grandira comme un arbre, avec ses multiples ramifications, se forme rapidement après implantation de l'embryon dans l'utérus. Par l'intermédiaire du cordon ombilical, il fournit la nourriture et l'oxygène. Tout ce dont ce petit être a besoin jusqu'à la naissance sera véhiculé de cette façon. Les vaisseaux sanguins de la mère et du bébé assurent ainsi les échanges de substances : nutriments, oxygène et déchets. Le sang de la mère et celui du bébé sont en contact étroit dans le placenta, mais ne se mélangent pas. Il est à noter que le placenta bloque également de nombreuses substances en provenance du corps maternel, sans pour autant les filtrer toutes. Un grand nombre de drogues et de toxines, dont l'alcool et le tabac, sont ainsi susceptibles de franchir la barrière placentaire et de pénétrer dans l'organisme de l'embryon, puis du fœtus, d'où les conseils en matière d'hygiène de vie prodigués à la maman.

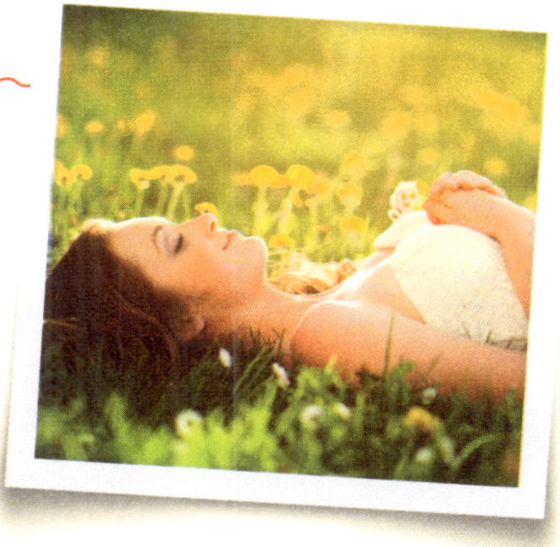

Trois semaines après la fécondation, deux vaisseaux sanguins se rejoignent pour former l'appareil circulatoire du futur bébé, et le cœur commence à battre.

CE QUI SE PASSE EN VOUS

Vous venez juste de découvrir que vous êtes enceinte. Félicitations ! La grossesse est une période particulière, qui occasionne de multiples bouleversements. Le corps se modifie, le rythme de vie change, et, à côté de la joie ressentie, de petits désagréments apparaissent. En ce premier mois, des nausées *(voir page 49)*, de la fatigue, une hypersensibilité des seins *(voir page 58)*, des envies plus fréquentes d'uriner *(voir page 79)* ou des tiraillements dans le bas-ventre *(voir page 49)* sont parfois déjà au rendez-vous.

DES ÉMOTIONS PARFOIS OPPOSÉES

Votre état psychique, variable selon chacune et selon les moments, passant de l'euphorie à l'inquiétude, est souvent exacerbé par les intenses modifications hormonales que vit votre corps. Le fait d'apprendre que l'on est maman suscite souvent bien des émotions, dont parfois une certaine anxiété. Nul n'est maître de ses ressentis, bien sûr, mais il est néanmoins possible d'apaiser les éventuels sentiments désagréables qui nous assaillent. D'abord, en ne se polarisant pas dessus, pour éviter que le stress ne gagne du terrain et s'installe. Ensuite, en se tournant vers les techniques qui permettent de se relaxer. Parvenir à rester détendue, chercher à calmer l'inquiétude, et non à la nourrir, vous fera du bien, à vous et à votre bébé, vous apportant à tous deux de la confiance et du bien-être, y compris corporel. Alors autant commencer dès maintenant !

Hormones et bien-être

Si vous êtes relax, vous transmettez à votre bébé de la confiance et vous développez les hormones du bien-être. Vive les émotions positives ! La sécrétion d'ocytocine notamment, nommée aussi « hormone de l'attachement », est stimulée par les moments de tendresse mère-enfant.
Quant à la sérotonine, neurotransmetteur connu pour lutter contre les états dépressifs, elle est sécrétée entre autres par l'exercice. C'est pourquoi la marche rapide fait des merveilles sur l'humeur. Courez, sautez, dansez, pédalez, bref, pratiquez au quotidien au moins 5 minutes d'une activité que vous aimez et qui vous remplira d'énergie.

L'INTENTION DU MOIS :
ACTIVER LES PENSÉES POSITIVES

De façon générale, il est salutaire d'évoquer des souvenirs positifs, des qualités que vous reconnaissez en vous. **Vous pouvez vous projeter dans l'avenir, en train de vivre un accouchement heureux, réussi**. Pour celles qui ont pu vivre un jour une grossesse éprouvante, il est vital de laisser le passé dans le passé, afin de se rendre disponible pour cette nouvelle aventure. Lorsque vous créez une vision positive, vous ne vous souciez plus des événements négatifs antérieurs. Vous vous projetez dans un futur florissant.

Tout d'abord, concentrez-vous sur votre ventre, puis imaginez-vous dans un mois, deux mois, en train de vivre harmonieusement votre grossesse, pleine de confiance en vous et dans les capacités à bien grandir de votre bébé. Dites-vous…

Je suis bien dans mon corps. J'accepte mes nouvelles formes avec bonheur. J'ai conscience que ma féminité se développe. J'ai plaisir à voir mon corps se transformer, s'arrondir.

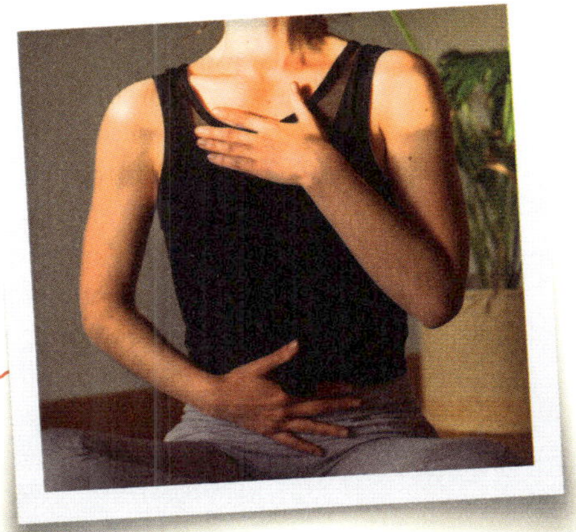

Posez les mains sur votre ventre pour mieux entrer en contact avec votre bébé, parlez-lui doucement. Vous pouvez également vous aider de la respiration synchronique *(voir page 47)*.

EXERCICES PRATIQUES

Dès le premier mois, adoptez le réflexe de la respiration abdominale et respirez par le ventre pour éliminer toute forme de stress.

1 La respiration abdominale relaxante ♫ | 2

La respiration abdominale est la respiration naturelle, c'est celle du nouveau-né, de l'enfant, du dormeur profond. C'est dans le ventre que se concentrent nos besoins les plus élémentaires, mais aussi nos émotions… Une respiration calme, profonde et complète relaxe tout l'organisme : l'amplitude des mouvements respiratoires exerce **un massage des organes abdominaux et des intestins**, tout en favorisant **la détente neuromusculaire**. Cette respiration nous régénère et nous permet **d'éliminer les déchets toxiques**, elle favorise la ventilation pulmonaire, avec des effets positifs sur notre foie, l'oxygène éliminant l'acide lactique…

SES BIENFAITS

Cet exercice fait travailler notre diaphragme, notre principal muscle respiratoire. Si vous vous asseyez et que vous mettez vos doigts sous vos côtes, vous devez sentir votre diaphragme juste sous votre thorax. Lorsque votre ventre se gonfle, votre diaphragme s'abaisse. Par conséquent, il augmente le volume de votre cage thoracique et vous permet de respirer plus profondément. C'est justement ce mouvement qui permet de masser le ventre et de détendre nerfs et muscles.

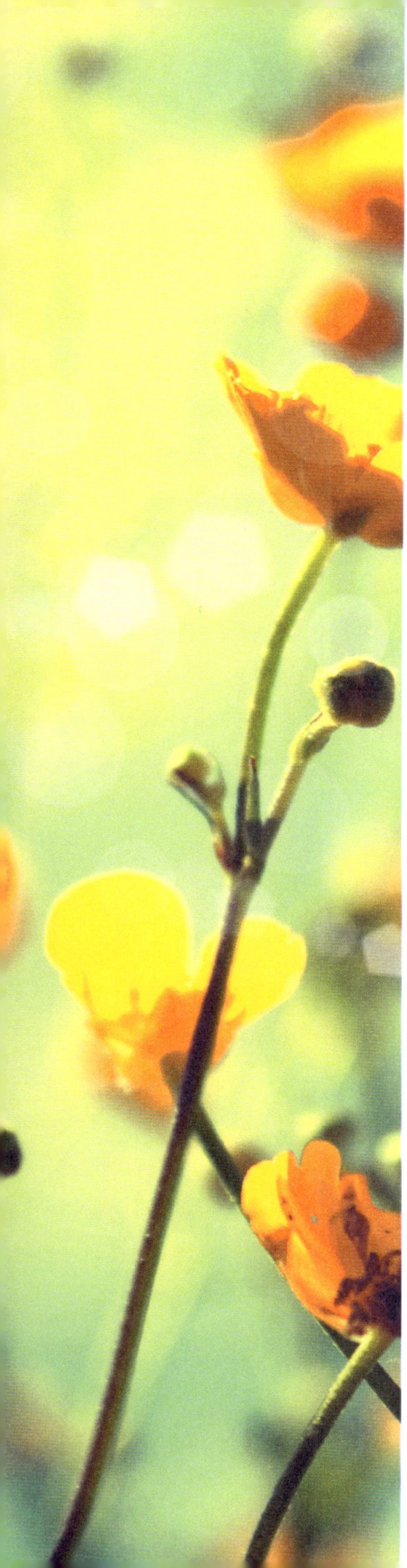

Que se passe-t-il, à l'inverse, quand on est stressé ? Notre respiration devient nettement plus rapide, on respire seulement avec le haut du corps. Notre souffle devient court, notre cœur s'emballe, nos muscles se crispent, et ce processus amplifie notre anxiété. C'est un cercle vicieux : plus on stresse, plus on respire vite, et plus on respire vite, plus on stresse. Pour en sortir, il est essentiel d'adopter une bonne respiration et de prendre exemple sur les bébés, qui adoptent naturellement la respiration dite « abdominale ». Au lieu de respirer avec le haut du corps, on se concentre sur le ventre. C'est le rythme 3 + 3 = 6.

EN PRATIQUE

Cette respiration est à faire plusieurs fois de suite pour en expérimenter les effets bénéfiques. Au début, vous pouvez poser vos deux mains sur votre ventre afin de mieux ressentir le va-et-vient de votre respiration.

- *Se mettre en position assise ou allongée.*
- *Inspirer par le nez, doucement, en gonflant le ventre comme un ballon pendant 3 secondes.*
- *Bloquer l'air pendant 3 secondes.*
- *Expirer par la bouche en dégonflant le ventre durant 6 secondes.*

MON CONSEIL

J'ai remarqué dans ma pratique quotidienne que les mamans avaient tendance à forcer leur inspiration. Or, l'inspiration ne doit pas être brusque, mais douce. Pour leur faire comprendre que **l'inspiration ne doit pas être excessive**, je leur suggère d'inspirer comme si elles humaient le parfum de leur fleur préférée...

2 La respiration express, la paille

Cette respiration est très **efficace en cas de stress soudain** ou de peur. Lente et profonde, elle fait rapidement baisser la tension, l'émotion et le stress, tout en régulant le rythme cardiaque. Le temps de cette détente, le cerveau se met au repos et se prépare à une autre activité en toute sérénité. Je conseille également la respiration express en début de travail, pour contrer les premières inquiétudes et pour bien accompagner les contractions.

Commencez par faire la détente complète. ♫ | 3

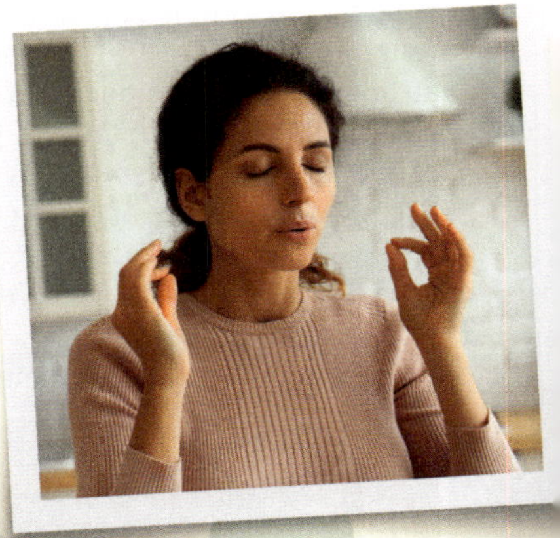

EN PRATIQUE

- *Se placer en position debout ou assise.*
- *Inspirer par le nez en gonflant le ventre comme un ballon, et se remplir de calme et de bien-être.*
- *Expirer longuement par la bouche comme en soufflant dans une paille, et éliminer le stress et les tensions (lors du travail, plonger alors dans la vague de contractions).*

MON CONSEIL

Plus longue est votre expiration, meilleure sera votre détente.

Prenez conscience de votre bébé qui grandit à l'intérieur de votre ventre.

3 La respiration synchronique

La respiration synchronique vous permet de placer mentalement un mot positif sur l'expiration et de le prononcer doucement en esprit pour accompagner celle-ci. Elle permet de développer votre pensée positive au quotidien tout au long de la grossesse. Elle sera aussi particulièrement adaptée à la phase du démarrage des contractions à la maison. Elle vous aidera alors à calmer vos premières émotions, à ralentir le rythme de votre souffle et à rester confiante. Mais encore faut-il que vous l'ayez pratiquée dès les premières semaines de la grossesse, de sorte qu'elle vous soit devenue habituelle. Cette respiration suit le rythme 5-10.

UNE RESPIRATION SYNCHRONIQUE POUR NOURRIR LA CONFIANCE

« Je m'imagine dans un mois, deux mois, avec encore plus de confiance, de joie, d'équilibre à l'aide de la respiration synchronique.

À l'inspiration, je gonfle le ventre et je pense mentalement les mots "calme", "confiance".

À l'expiration, je pense mentalement : "Je me débarrasse de ma fatigue, de mes appréhensions."

À l'inspir, je me focalise sur l'air chaud qui pénètre et qui ressort de mes narines, et je prononce mentalement les mots "détente", "sérénité".

Afin d'enregistrer en moi cette confiance et ce calme, je fais une douce tension des muscles du corps pendant quelques secondes.

Puis je souffle profondément. »

EN PRATIQUE

- *Respirer naturellement.*
- *Fermer les yeux et prendre conscience du souffle qui entre dans le corps et en ressort.*
- *Inspirer en gonflant bien la paroi abdominale durant 5 secondes.*
- *Retenir l'air quelques instants en formulant en pensée une courte phrase ou un mot positif (« détente », « calme », « paix », « lentement »).*
- *Expirer pendant 10 secondes et laisser se diffuser dans le corps et le mental un mot qui évoque le bien-être (« sérénité », « confiance », « calme », « lentement »).*
- *Prolonger au maximum l'expiration.*
- *Rester attentive aux effets bénéfiques que procure cette respiration.*

MON CONSEIL

Je vous recommande de prendre l'habitude de respirer de cette façon, car elle changera la couleur de votre vie. Pour vous accoutumer, je vous encourage à la pratiquer quatre à cinq fois par jour, durant 3 à 4 minutes, dans votre vie quotidienne.

4 La posture de l'enfant

Dès le début de la grossesse, je préconise cette posture de yoga très relaxante, à faire pendant 10 minutes, le matin au réveil et le soir avant le dîner. La posture de l'enfant *(balasana)*, est un « repli sur soi-même ». Elle étire doucement le dos, les épaules, la nuque et les chevilles. Elle est idéale pour calmer le cerveau et aider à soulager le stress et la fatigue. Dans cette position, le regard est tourné vers le cœur, ce qui invite à rentrer en soi, afin d'observer quelles sont les sensations et les émotions qui émergent. C'est une position dite « d'introspection ».

EN PRATIQUE

- *Se mettre à quatre pattes et s'asseoir sur les talons.*
- *Se pencher en avant et déposer le front devant soi sur le sol.*
- *Ramener les bras de chaque côté du corps, les tendre vers l'avant ou utiliser les mains en guise d'oreiller, et déposer le front sur celles-ci.*
- *Fermer les yeux, respirer calmement.*
- *Inspirer par le nez en gonflant le ventre et expirer par le nez en relâchant le ventre.*

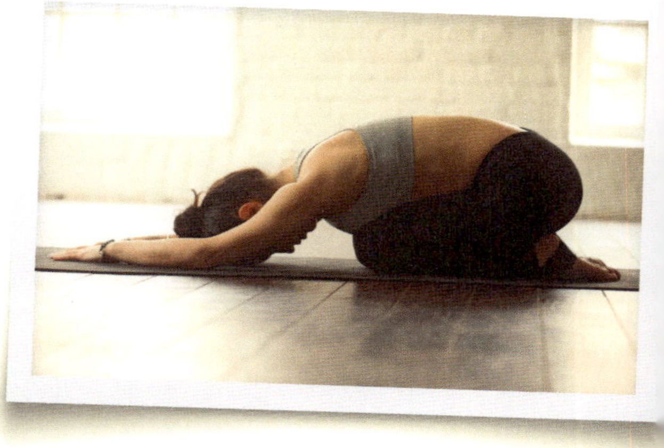

QUESTIONS-RÉPONSES

Je n'arrive pas à réaliser que je suis enceinte car, pour l'instant, je ne ressens pas mon bébé. Est-ce normal ?

Oui, ne vous inquiétez pas. Au fur et à mesure des semaines, vous allez prendre conscience de votre corps qui se modifie, éprouver de nouvelles sensations. La sophrologie va vous aider à vous relaxer et à vivre pleinement et sereinement ces neuf mois. Prenez soin de vous dès maintenant. Respirez et reposez-vous. La fabuleuse aventure de la grossesse est en route !

Quelle est la cause de mes nausées ?

La moitié des femmes enceintes a des nausées, lesquelles sont essentiellement d'origine hormonale. C'est en effet l'afflux des œstrogènes et de la progestérone qui est en général responsable des nausées et des vomissements de la grossesse. Il va vous falloir un temps d'adaptation !

Pour remédier à cet état, pensez à boire régulièrement de l'eau chaude avec quelques gouttes de citron, non traité de préférence, et du gingembre en infusion. Prenez-en de petites quantités toutes les deux heures pour ne pas avoir l'estomac vide. Mes exercices de sophrologie seront aussi bénéfiques, car ils vont favoriser votre digestion.

J'ai des tiraillements au bas-ventre. Est-ce grave ?

Pendant la grossesse, les muscles et les ligaments qui soutiennent l'utérus s'étirent. Ces tiraillements sont dus au développement de l'utérus. Ce phénomène est inhérent à la grossesse. Pour atténuer les tensions, vous pouvez surélever vos jambes, replier vos genoux sur l'abdomen ou encore vous allonger sur le côté, un oreiller sous le ventre et un autre entre les jambes. Prenez soin de vous, ne vous fatiguez pas trop, faites-vous chouchouter et écoutez nos musiques de relaxation. Bien entendu, s'il ne s'agit pas de tiraillements, mais de douleurs accompagnées de fièvre ou de saignements, contactez votre médecin au plus vite.

Après une soirée festive trop arrosée, je culpabilise. Comment éviter de transmettre mes appréhensions à mon bébé ?

Ne culpabilisez pas ! Si vous faites de petits écarts de temps en temps, cela n'est pas bien grave. Il faut juste que cela soit ponctuel. Pratiquer la séance de relaxation proposée avec la musique ♫ | **2**, ce sera profitable pour vous deux. Votre bébé et vous-même allez capter les sons de la détente, c'est un cadeau que vous lui offrez. N'oubliez pas : plus vous serez détendue, plus il se sentira calme et confiant.

Le 2e mois

Apprendre à détendre son corps et son esprit en profondeur ne se fait pas en un jour. Pour que votre grossesse se déroule au mieux, c'est dès maintenant que je vous propose de vous initier aux techniques de base de la sophrologie qui vous soutiendront tout au long des mois à venir…

L'ÉVOLUTION DE L'EMBRYON

Ce deuxième mois est décisif pour le développement du bébé : c'est l'organogenèse, c'est-à-dire la formation des organes. Le cœur a pris du volume et il forme une petite bosse à la surface du thorax. Le cerveau de votre futur bébé se développe considérablement, tout comme le foie, l'estomac et le pancréas. La colonne vertébrale et les reins prennent forme ; les bras et les jambes s'allongent. Les premiers muscles se mettent en place. Les glandes sexuelles commencent à se former, mais les organes génitaux sont encore indifférenciés.

Très volumineuse, la tête, courbée vers la poitrine, commence légèrement à se redresser. Le nerf optique, lui, s'affine, les oreilles et le bout du nez sont visibles. À ce stade, l'embryon n'entend pas et ne voit pas encore. En revanche, il bouge. On peut voir ses mouvements à l'échographie, mais ils ne seront perçus par la maman que dans plusieurs semaines. À 2 mois, **l'embryon devient un fœtus**, ce qui signifie en latin « petit des animaux ». Il est doté de tous ses organes vitaux, pèse moins de 15 g et mesure à peine 6 mm.

CE QUI SE PASSE EN VOUS

Votre utérus grossit pour mieux accueillir votre bébé, celui-ci a maintenant la taille d'une orange. Votre ventre s'est peut-être déjà arrondi, et vous devez mettre des vêtements adaptés pour ne pas être trop serrée à la taille. Vos seins sont souvent plus gonflés, voire un peu tendus. Vous pouvez encore être perturbée par quelques nausées. Ne vous inquiétez pas, elles vont bientôt s'atténuer.

LA FATIGUE DOMINE ?

Vous êtes susceptible de ressentir une fatigue plus importante que d'habitude, avec une envie fréquente de dormir, surtout après les repas. Ces manifestations sont normales: **votre corps travaille beaucoup pour aider bébé à se développer**. En règle générale, la fatigue est plus grande au premier trimestre qu'au deuxième, avec des tendances à l'hypersomnie, le besoin de sommeil étant plus important. Et pour cause, la progestérone (sécrétée pendant la grossesse) a un pouvoir sédatif qui agit comme un somnifère naturel. Certaines d'entre vous auront, à l'inverse, tendance à avoir des insomnies. Elles sont souvent liées à l'anxiété des premiers mois (peur de fausse-couche, par exemple). Les exercices de respiration et de détente musculaire ci-après aideront à l'apaiser. Enfin, si vous avez des sautes d'humeur, ne soyez pas démoralisée, elles sont simplement dues aux modifications hormonales qui se produisent au cours de cette période.

Qu'est-ce que le liquide amniotique ?

Liquide clair et stérile, le liquide amniotique permet non seulement au bébé de bouger facilement dans le ventre de sa mère, mais il le prémunit aussi des chocs extérieurs et des infections. Sans compter qu'il maintient autour de lui une température constante de 37 °C, l'une des conditions essentielles à sa bonne croissance. Au fur et à mesure que l'on se rapproche du terme, la quantité de liquide diminue.

LES INTENTIONS DU MOIS :
APPRENDRE LA DÉTENTE DE BASE ET VISUALISER UN PAYSAGE DE DÉTENTE POUR SE RESSOURCER

Lâcher prise. Ne penser à rien. Être à l'écoute de son corps. Relâcher les muscles les uns après les autres. Apprendre à détendre son corps et son esprit... C'est ce que je vous propose au cours de ce deuxième mois, avec la détente de base. Si bien respirer est une étape indispensable pour lutter contre le stress, cela ne suffit pas ! Seule une relaxation musculaire et mentale permet une vraie mise au repos de l'organisme et une bonne récupération. Elle est obligatoire après un effort physique ou une journée stressante, par exemple. Car lorsque nous ressentons du stress, nos muscles se tendent, et nous entretenons ainsi des douleurs qui, parfois, finissent par devenir chroniques : maux de dos, aux cervicales, aux épaules, aux jambes... Je vais donc vous enseigner comment relâcher vos muscles segments par segments, comment prendre conscience de votre corps, de ses tensions, de ses besoins, bref, comment vous détendre en profondeur...

Lâcher prise.
Ne penser à rien.
Être à l'écoute de son corps.

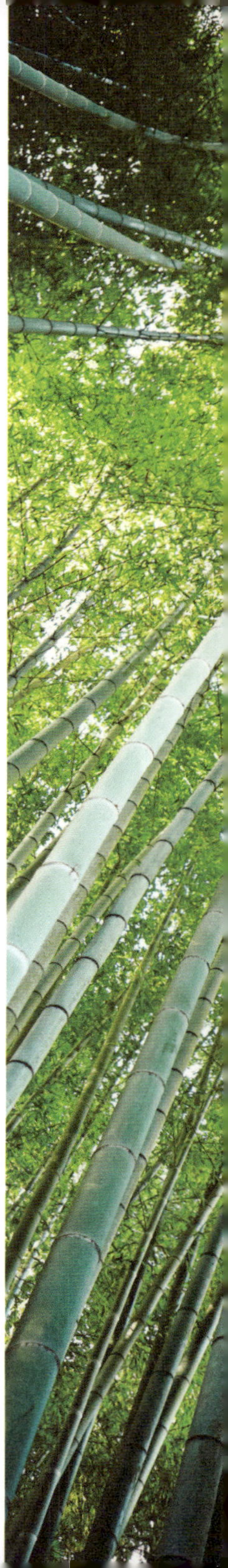

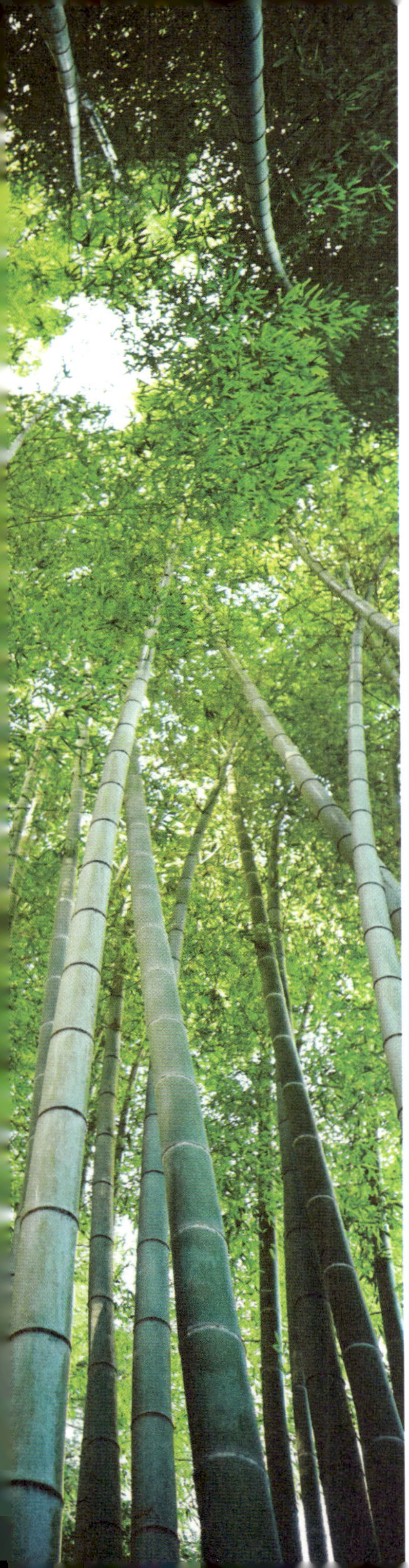

UNE MÉTHODE POUR ATTEINDRE L'ÉTAT ALPHA

Il existe trois niveaux de conscience chez l'homme : la veille, le sommeil et le coma. En état de veille, notre vigilance varie. Nous passons de l'hypervigilance – quand nous sommes très attentifs, par exemple durant un examen ou quand nous conduisons dans un brouillard très dense – à la vigilance habituelle, grâce à laquelle nous faisons face aux actes de la vie courante. Cette vigilance peut diminuer jusqu'au niveau sophro-liminal : c'est ce qu'on appelle l'état alpha, cet état de semi-conscience que l'on vit tous les soirs juste avant de s'endormir, à la frontière entre veille et sommeil. À ce moment-là, nous sommes débarrassés de nos peurs et de nos angoisses, on est en prise directe avec notre inconscient, et le potentiel de notre cerveau est optimisé, car il est déchargé des informations extérieures. C'est la **détente neuromusculaire, ou sophronisation**, qui permet de s'installer dans cet état. C'est le niveau privilégié du travail en sophrologie : lorsque le corps est détendu, on peut agir sur l'esprit.

À CHACUNE SON PAYSAGE DE DÉTENTE

Dans l'état alpha, qui résulte donc de la détente de base (respiration et relâchement musculaire), le cerveau au repos laisse libre court à l'imagination, permettant les visualisations. Dès lors, en créant intérieurement un paysage de détente, vous vous **déconnecterez encore plus des tensions et de la fatigue**. Choisissez un endroit que vous aimez, dans lequel vous vous sentez protégée, réel ou imaginaire. Cela peut être un paysage de vacances, une plage de sable fin, un jardin, une forêt, une montagne. Ce havre de paix, c'est le vôtre ! Vous pourrez ensuite faire appel à cette image à tout moment, pour instantanément éprouver un grand bien-être, un sentiment de tranquillité et de sécurité.

EXERCICES PRATIQUES

Dans un premier temps, écoutez et pratiquez la détente de base. ♫ | 3

1 La sophronisation ou détente de base

La respiration, lien entre votre corps, votre esprit et votre bébé, constitue la première étape de la détente de base.

SES BIENFAITS

En inspirant profondément, vous nourrissez et vous oxygénez votre corps et celui de votre bébé. En expirant, vous évacuez le gaz carbonique et le stress. Puis vient la deuxième étape, à savoir détente musculaire et mentale. Elle permet que l'organisme, mis au repos, se régénère. Vous prenez conscience des différents flux qui parcourent votre corps, mais aussi des zones de blocages. En dénouant progressivement vos tensions musculaires, en calmant votre activité mentale, vous vous installez progressivement dans un **état très agréable de relaxation**. Au fur et à mesure, le cerveau vibre au rythme d'ondes plus lentes, mais aussi plus amples que les précédentes : ce sont les ondes alpha.

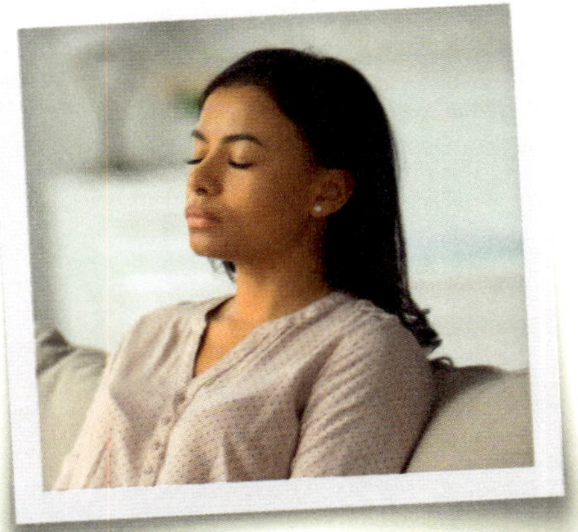

EN PRATIQUE

1er temps : pour se mettre en état de relaxation.

* *En position assise, les bras le long du corps, le menton légèrement baissé, fermez doucement les yeux pour pénétrer dans votre monde intérieur.*
* *Commencez par faire deux respirations.*
* *À l'inspiration, gonflez le ventre et remplissez-vous de calme et de bien-être.*
* *À l'expiration, relâchez le ventre et laissez aller la fatigue, le stress et les tensions.*

2e temps : pour détendre chaque muscle de votre corps.

* *Détendez le visage.*
* *Relâchez les muscles de votre front : votre front est lisse, tranquille comme un lac que rien ne vient perturber.*
* *La détente vient se poser sur vos paupières. Détendez vos paupières qui deviennent de plus en plus lourdes. Relâchez les muscles autour de vos yeux comme s'ils étaient deux rideaux qui se fermaient pour faire le calme en vous.*
* *Toute la partie supérieure de votre visage est calme, tranquille.*
* *Cette détente se diffuse à l'intérieur des joues.*
* *Laissez entrer en vous la sérénité, la paix…*
* *Vos lèvres s'entrouvrent, vos mâchoires se décrispent, vos dents se desserrent, votre menton s'abaisse.*
* *Tout votre visage est calme, lisse, détendu.*
* *Prenez conscience de votre tête, sans tension.*
* *Ce courant de détente continue de descendre, il enveloppe vos épaules… relâchez vos épaules qui sont attirées par la pesanteur.*
* *Vos épaules sont lourdes.*
* *Relâchez vos bras, vos avant-bras, vos mains, jusqu'au bout des doigts…*
* *Détendez et relâchez votre thorax. Votre respiration est calme et régulière, elle assure une parfaite oxygénation de votre corps.*
* *À présent, laissez votre dos se détendre complètement, vertèbre par vertèbre, de la nuque au sacrum. Sentez-le s'enfoncer en toute sécurité sur son support.*
* *Les muscles de votre dos deviennent souples, les contractions disparaissent.*
* *Relâchez votre ventre, détendez votre bassin.*
* *Prenez conscience du relâchement de votre ventre, de votre respiration abdominale, régulière comme le flux et le reflux des vagues…*
* *La détente se prolonge vers vos membres inférieurs : laissez aller vos cuisses, vos jambes, vos genoux, vos mollets, vos chevilles et vos pieds, jusqu'au bout des orteils.*
* *Tout votre corps est à présent détendu, imprégné par le courant de détente, vous êtes dans un état de quiétude très agréable.*

2 La visualisation d'un lac ♫ | 5

Après avoir effectué la détente de la page 55, votre corps est détendu et **vous pouvez créer votre paysage de détente**. Dans l'exemple qui suit, il s'agit d'un lac, mais la visualisation du havre de paix de votre choix suit le même principe.

EN PRATIQUE

* *Fermez les yeux pour pénétrer dans votre monde intérieur.*
* *Imaginez à présent un escalier que vous descendez lentement, chaque marche vous entraînant vers un état de détente de plus en plus profond.*
* *Vous vous déconnectez du monde extérieur peu à peu et découvrez toute la richesse de votre monde intérieur.*
* *Au pied de cet escalier se dresse une porte, c'est la porte de la sérénité : elle ouvre sur toutes les possibilités de calme et de quiétude.*
* *Vous poussez cette porte et vous vous retrouvez face à une vallée verdoyante entourée de montagnes.*
* *Au cœur de cette vallée s'étend un lac paisible, translucide.*
* *Vous vous approchez pour contempler ce lac, qui invite au repos et à la méditation.*
* *Ce lac est limpide comme le sont vos pensées, que vous laissez flotter, voguer.*
* *Vous êtes en communion avec la nature qui vous entoure : la terre, la forêt, le lac, les montagnes.*
* *Ici, l'air est pur et assure une parfaite oxygénation de vos cellules.*
* *Vos pensées sont lisses comme les eaux paisibles de ce lac.*

MON CONSEIL

Quel que soit l'exercice, quelle que soit la partie du corps que vous souhaitez détendre, il faut d'abord **fermer les yeux pour vous déconnecter du monde extérieur.**

3 La tension détente

Le principe de cet exercice est très simple : il vous suffit de contracter vos muscles et de les relâcher. De la sorte, vous aurez une meilleure perception de votre corps.

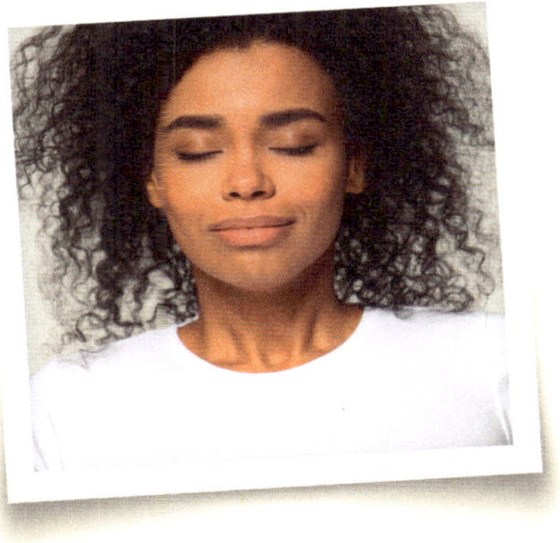

SES BIENFAITS

Une pratique régulière vous permettra de vous détendre, de « déstresser » rapidement et d'aborder des situations difficiles de manière plus sereine. Le jour de l'accouchement, votre utérus sera tendu lors des contractions, alors que le reste de votre corps sera parfaitement relâché.

EN PRATIQUE

- *Mettez-vous en position debout.*
- *Inspirez profondément en contractant tous les muscles de votre visage pendant 5 secondes, sans oublier de serrer aussi les mâchoires et les dents.*
- *Expirez en relâchant le plus possible les muscles de votre visage.*
- *À présent, inspirez et tendez les muscles du cou et des épaules. Serrez les poings, les bras, expirez et relâchez.*
- *Puis mettez tout votre corps en tension.*
- *Contractez le visage, les épaules, les poings, les bras, les jambes, les cuisses, les orteils et les pieds.*
- *Expirez et relâchez.*
- *Visualisez pour terminer une douce chaleur, un rayon de soleil qui se pose sur tout votre corps et vous apporte confiance en vous.*

MON CONSEIL

Faites cet exercice seule, dans une pièce isolée des bruits extérieurs, afin de vous détendre le plus possible avant de contracter vos muscles. À chaque expiration, vous pouvez pousser un grand « ouf » de soulagement.

QUESTIONS-RÉPONSES

Mes seins sont gonflés et douloureux. Comment me sentir mieux ?

Les seins gonflés sont dus aux hormones qui stimulent la glande mammaire en vue de l'allaitement. Votre poitrine va prendre deux tailles de soutien-gorge. Plus tard, vers le 5e mois, vos tétons commenceront à sécréter de petites quantités de colostrum, un liquide doré qui sera la première nourriture de votre enfant à sa naissance. Voici deux conseils qui vous aideront à soulager votre poitrine…

- Les infusions de plantes apaisantes. Les fleurs séchées de calendula (appelées aussi « fleurs de souci ») et de camomille sont efficaces et recommandées pour traiter les seins douloureux. La camomille est connue pour ses vertus apaisantes, et le calendula pour ses propriétés anti-inflammatoires. Pour consommer ces deux plantes en infusion, plongez une cuillère à café de fleurs séchées dans une tasse d'eau bouillante pendant 5 à 10 minutes.
- Les massages avec des huiles végétales. Je me suis massée tous les jours pendant mes grossesses, et j'ai acquis une bonne expérience des huiles et gels les plus efficaces. Je vous conseille particulièrement le gel d'aloe vera, couramment utilisé comme remède des peaux irritées. Vous pouvez l'appliquer sans crainte, il est non toxique et apaise immédiatement la zone sensible. Comme il se conserve mieux et plus longtemps au réfrigérateur, n'hésitez pas à l'appliquer froid sur votre poitrine pour un effet encore plus décongestionnant.

Je suis constipée. Que faire pour vaincre cet état ?

Une femme sur deux est concernée par les problèmes de constipation lors de la grossesse. Ils s'expliquent par l'augmentation de la taille de l'utérus. Celui-ci provoque une pression sur le rectum et entrave les contractions intestinales. De plus, les hormones de grossesse ont tendance à ralentir la digestion et le transit. Si cet état se prolonge, il peut entraîner la formation d'hémorroïdes, sources d'inconfort et de douleurs. Ces troubles disparaissent généralement après la naissance.

Pour éviter ces désagréments, il est conseillé de manger des aliments riches en fibres : le son, les fruits, les légumes verts, les graines de lin et les céréales complètes seront vos alliés. Il est aussi très important de bien vous hydrater (au moins un litre par jour) pour faciliter le transit intestinal. Boire du jus de pruneau est très efficace.

Et faites de l'exercice physique ! Rien de tel qu'une bonne marche pour activer la circulation. Allez aux toilettes dès que le besoin s'en fait sentir et ne prenez pas de laxatif sans en parler d'abord à votre médecin.

Je suis fatiguée, avez-vous des conseils à me donner ?

En début de grossesse, la future maman a sommeil, c'est la progestérone qui l'endort. La fatigue est habituelle, surtout au premier et au dernier trimestre. En effet, c'est à ce moment-là que le corps travaille le plus. Il est à noter qu'une deuxième grossesse peut être plus fatigante (et plus douloureuse qu'une première). À la fatigue s'ajoutent souvent des tensions musculaires que des massages seront susceptibles d'amoindrir. Pour lutter contre l'état d'apathie, mangez correctement, faites une sieste dès que vous le pouvez, organisez votre emploi du temps... En bref, reposez-vous et occupez-vous de vous.

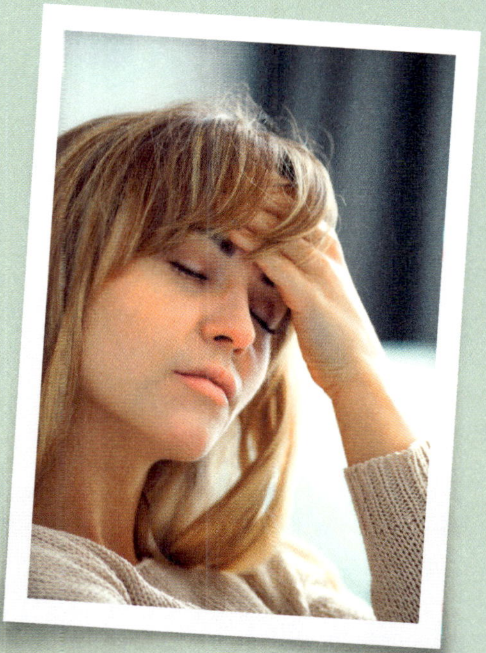

Je suis irritable. Est-ce normal ?

Oui, du fait des bouleversements hormonaux notamment, vous pouvez être plus sensible, susceptible, irritable, peut-être aussi avec une baisse de libido. Ne vous inquiétez pas, vos sautes d'humeur disparaîtront et votre libido reviendra. Osez en parler avec votre conjoint. C'est le moment d'inventer une autre manière d'être ensemble.

Le 3e mois

Alors que vos formes arrondies se dessinent davantage, la prise de conscience que vous attendez un enfant devient aussi plus forte pour le futur père. Pour vivre pleinement cette aventure à deux, rien de tel que se relaxer ensemble.

L'ÉVOLUTION DU FŒTUS

Votre bébé, maintenant entièrement formé, est passé du **stade d'embryon à celui de fœtus**. C'est un être complet, une véritable personne qui grandit bien au chaud dans l'utérus. Au cours du 3e mois, il va tripler de volume.

Les narines vont s'ouvrir peu à peu, les lèvres se dessinent et les paupières recouvrent l'œil. Les yeux prennent leur place définitive, la bouche s'ouvre et se ferme. Le visage de votre enfant a l'air vraiment humain, avec son petit nez et son petit menton sur une tête grosse et ronde qui se couvre d'un duvet.

Les cellules nerveuses se développent. Le squelette continue de se former, les articulations sont fonctionnelles : les doigts peuvent se plier à l'intérieur de la main et se tendre, mais aucun de ces mouvements n'est encore contrôlé par le cerveau. Les ongles poussent...

Votre bébé bouge de plus en plus. Il écarte les mains, le réflexe de succion se développe. Les reins commencent à fonctionner à la fin du 1er trimestre. Les intestins, qui dépassaient légèrement dans le cordon ombilical vers la 10e semaine, sont maintenant à l'intérieur de l'abdomen.

C'est durant ce mois que les organes génitaux externes commencent à se développer : ovaires et/ou pénis.

C'est durant ce mois que les organes génitaux externes commencent à se développer.

CE QUI SE PASSE EN VOUS

Vous voilà déjà au 3e mois. Vous êtes rassurée et vous connaissez peut-être déjà le sexe de votre bébé. Votre utérus est de plus en plus gros. À ce stade, il a la taille d'un pamplemousse et il devient nettement palpable derrière votre pubis.

Petit à petit, vous allez vous sentir en meilleure forme, plus sereine. Vos nausées vont s'estomper et disparaître... Au cours de cette période, vous vous posez beaucoup de questions : « Est-ce que je vais être une bonne mère, est-ce que je vais savoir m'occuper de mon bébé ? », « Qu'est-ce que l'arrivée du bébé va modifier dans ma vie de couple ? ». Toutes ces interrogations sont bien normales. Rassurez-vous, dès que bébé sera là, votre conjoint et vous saurez bien vous organiser, vous deviendrez une maman experte, et tout se passera au mieux. Positivez !

L'INTENTION DU MOIS :
SE RELAXER AVEC SON CONJOINT

L'arrivée du bébé peut modifier la relation de couple, et des problèmes de communication surgissent parfois. Il arrive que le futur papa ne soit pas assez présent, ou qu'il ne réalise pas que vous êtes enceinte et ne vous apporte pas une aide et un soutien suffisants dans votre vie quotidienne. Une telle situation est susceptible de créer de la souffrance, de générer un sentiment de solitude.

Si cela vous arrive, je vous conseille d'en discuter calmement avec votre conjoint, de lui faire part de votre ressenti, sans peur mais aussi sans reproches... Vous comprenez aisément que, pour lui aussi, cette période est déstabilisante.

La communication, l'écoute et la tendresse sont les meilleurs garants d'une bonne relation.

UNE SEXUALITÉ PARFOIS DIFFÉRENTE

En outre, certains hommes ont l'impression que le corps de leur femme ne leur appartient plus. Ce corps qui se prépare à donner naissance peut provoquer de l'appréhension, de la distance. Ces hommes ont du mal à envisager des relations sexuelles avec une femme qu'ils considèrent à présent comme une mère. Certains ont même l'impression que l'enfant à naître est témoin de leurs ébats. A contrario, d'autres hommes sont excités par les nouvelles formes de leur compagne, et cette frénésie n'est pas toujours partagée...

Dans tous les cas, la communication, l'écoute et la tendresse sont les meilleurs garants d'une bonne relation. Échanger autour de ses désirs, de ses fantasmes, de ses angoisses sexuelles, sans tabous ni jugements, est le meilleur conseil que je puisse donner à un couple. Je vous suggère de pratiquer la relaxation à deux pour vous retrouver, vous accorder à travers la respiration sur le même souffle de vie.

EXERCICES PRATIQUES

Dans un premier temps, mettez-vous debout pour pratiquer la détente complète. ♫ | 3

1 La relaxation à deux

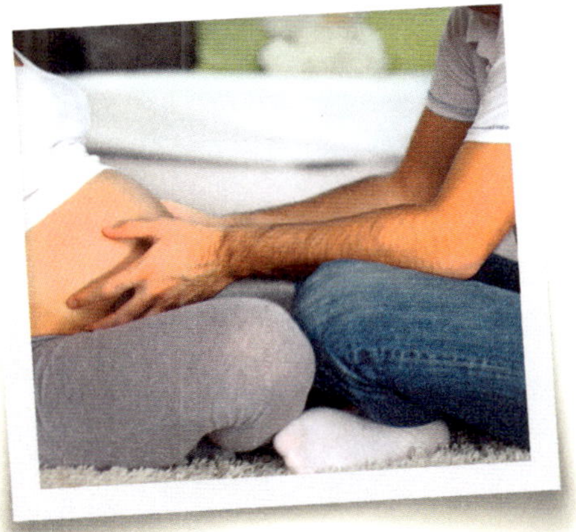

Cette première relaxation va permettre de s'accorder par le souffle.

EN PRATIQUE

- *S'asseoir face à son partenaire, sur une chaise ou sur un coussin. Garder la colonne vertébrale droite.*
- *Se prendre tendrement par la main.*
- *Fermer les yeux pour sentir ses émotions, ses sensations et celles de son partenaire.*
- *Faire deux respirations profondes, prendre conscience de ce qui se passe en soi, mentalement et physiquement. En cas de tensions, sentir un courant de détente qui les apaise.*
- *Lorsque le calme est en soi, commencer à ressentir la présence du partenaire, de ses vibrations, de sa respiration.*
- *Peu à peu, synchroniser sa respiration avec celle de l'autre. Respirer au même rythme, comme si les deux partenaires n'étaient qu'un seul et unique souffle de vie, qu'un souffle d'amour.*
- *Ne pas penser, ne pas forcer, simplement ressentir. Rester ainsi quelques minutes sur la même longueur d'onde.*

Vos énergies d'amour sont à présent accordées, vous êtes à l'unisson.

2 S'accorder par le toucher et le langage

Le toucher est une manière d'entrer en contact avec l'autre, de se réconcilier avec son corps, de dénouer ses tensions. Vous pouvez par exemple vous allonger sur deux couvertures et vous faire des massages aux caresses longues et agréables. Le plus important est de chuchoter à l'oreille de votre partenaire tout ce que vous ressentez.

Il est nécessaire d'exprimer toutes ses sensations. En s'ouvrant physiquement et verbalement, l'accord entre les deux personnes se fera plus facilement et le plaisir n'en sera que plus intense. Les caresses, elles, doivent détendre le corps, et plus le massage dure, plus la détente est profonde.

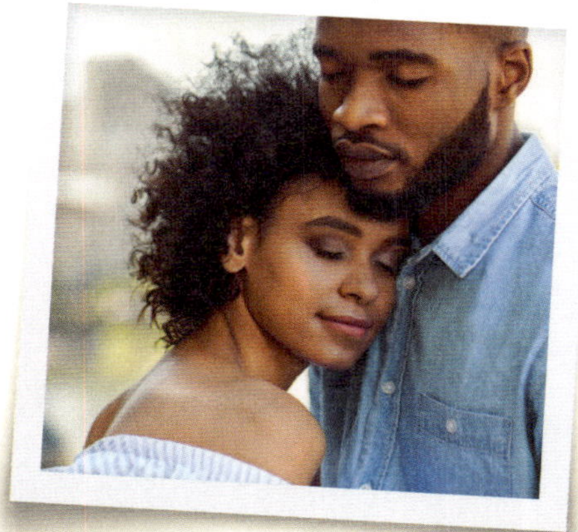

3 Se retrouver dans l'étreinte

Ce simple geste a un réel pouvoir apaisant.

* *En position debout, commencer par enlacer son partenaire.*
* *Se blottir l'un contre l'autre progressivement. Fermer les yeux.*
* *Rester ainsi serrés l'un contre l'autre pendant plusieurs minutes.*
* *Sentir les flux apaisants qui circulent de part et d'autre, ne pas chercher à faire ou à prouver, s'abandonner dans l'étreinte. Après quelques minutes, vous formez un tout avec votre moitié.*
* *Lentement, se séparer doucement et prendre le temps d'exprimer ce qui a été ressenti.*

4 Un seul dos en duo

Un moment complice particulièrement délassant.

- *Se mettre dos à dos, bien appuyés l'un contre l'autre.*
- *Respirer calmement… Sentir la douce présence de son partenaire, accorder son rythme respiratoire au sien…*

Lorsque vous êtes tous les deux bien détendus, vos deux dos se confondent… Vous êtes bien, en confiance, vous formez une seule respiration qui puise directement à la source de l'énergie vitale (le prana)…

- *Rester ainsi aussi longtemps que vous le souhaitez…*
- *Le moment venu pour tous les deux, se disjoindre en douceur, pour conserver le bénéfice des sensations qui ont été explorées…*
- *Partager ses impressions avec son partenaire.*

5 L'exercice du miroir

Si l'homme est parfois perturbé par les changements du corps de sa compagne, la femme enceinte elle-même les vit plus ou moins bien. Cet exercice a pour but de prendre conscience de ses modifications corporelles et de les accepter, de bien investir son corps et d'avoir sur lui un regard bienveillant.

- *En position debout, inspirer et monter les bras au-dessus de la tête.*
- *Placer ses mains en miroir devant son visage épanoui, comme pour le contempler.*
- *Laisser le miroir descendre lentement sur chaque partie de ce corps qui se transforme, qui porte la vie en lui. Les mains reflètent ainsi au fur et à mesure toutes les formes : la poitrine, le ventre, et ce, jusqu'aux pieds.*
- *Se redresser.*

Dans une seconde phase, vous pouvez reprendre cet exercice en effleurant votre corps avec les paumes de vos mains.

6 La bascule du bassin

Je vous propose de pratiquer la rétroversion du bassin pour atténuer le creux lombaire, c'est-à-dire éviter la cambrure excessive en bas du dos.

- *Debout, basculer le bassin vers l'arrière, afin que le bas du dos soit étiré.*
- *Progresser dans la rétroversion du bassin : le creux du bas du dos s'efface, votre pubis remonte vers le nombril, votre bébé est ramené vers la colonne vertébrale.*
- *Prendre l'habitude de placer le bassin de façon à ne pas trop faire travailler les muscles abdominaux.*

MON CONSEIL

En position assise aussi, maintenez votre dos bien droit, calé contre le dossier de la chaise. Privilégiez la position assise en tailleur, qui permet un bon alignement : fesses calées, bassin bien orienté et dos bien droit, sans être tassé.

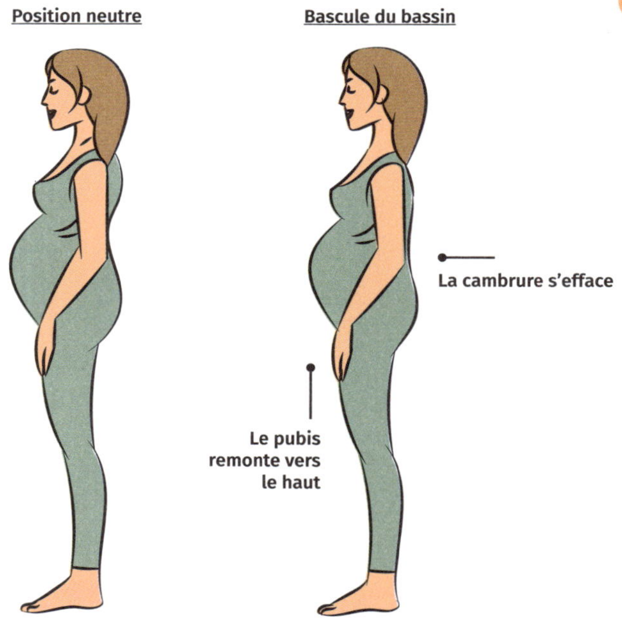

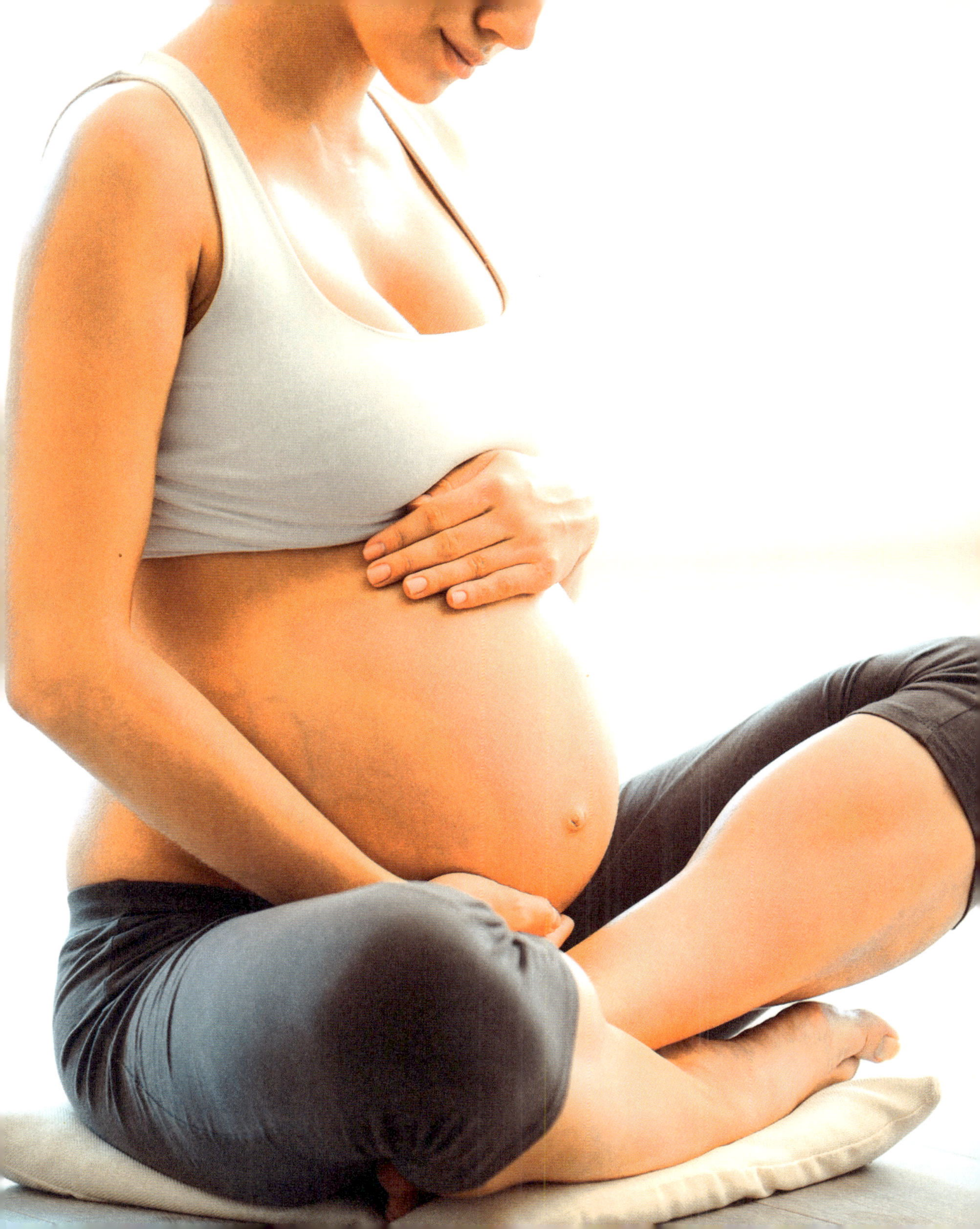

QUESTIONS-RÉPONSES

Comment prévenir le mal de dos ?

Dans les gestes de la vie quotidienne, ménagez votre colonne vertébrale. Par exemple, pour ramasser un objet, appuyez-vous sur vos jambes et fléchissez les genoux, en gardant le dos bien droit. En fin de grossesse, en outre, vous ne porterez plus vos sacs, vous éviterez de soulever vos enfants pour les prendre dans vos bras et de déplacer meubles ou cartons... Pour prévenir ou combattre le mal de dos, les règles élémentaires qui suivent vous seront aussi utiles...

- Faire des exercices pour s'étirer.
- Essayer de dormir sur le côté gauche sur un matelas ferme.
- Éviter de rester trop longtemps debout et prendre conscience de la bascule du bassin pour atténuer la courbure lombaire excessive *(voir exercice, page 66)*.
- S'efforcer de ne pas porter de chaussures à talons hauts.

Quels sports puis-je faire sans danger ?

Les deux sports que je conseille sont la natation et la marche. Cette dernière est l'activité la plus proche de l'exercice physique idéal. Elle accroît l'oxygénation de tout l'organisme et améliore aussi les capacités cardio-respiratoires. Marchez doucement un quart d'heure matin et soir dans un endroit aéré, pour bien vous oxygéner. Pensez au retour, ne présumez pas trop de vos forces.

Je vous recommande aussi la marche consciente, qui consiste à se concentrer sur chacun de ses pas et constitue une forme de méditation *(voir page 108)*. Quand vous marchez, sentez votre jambe se déplacer, puis votre pied se poser par terre. Sentez le poids de votre corps sur le sol. Soyez dans la conscience de chacun de vos pas, de votre respiration. Peu à peu, cette focalisation alliée au mouvement rythmique de la marche chassera vos soucis et vous permettra de lâcher prise.

Peut-on avoir des rapports sexuels pendant la grossesse ?

Vous pouvez bien entendu avoir des relations si votre grossesse se déroule normalement et si vous en avez envie. Le col de l'utérus est bien fermé, il est placé très haut dans le vagin et ne laisse rien passer dans l'utérus. Le bébé est protégé au centre de ce gros muscle, dans la bulle de la cavité amniotique remplie d'un liquide qui amortit tous les chocs.

Et si vous n'éprouvez pas de désir, dites-le à votre compagnon. Cela est dû aux changements hormonaux. Faites en sorte qu'il le comprenne et l'accepte. Mais il est aussi fréquent que le mari ait moins de désirs. La libido est souvent plus forte au cours du second trimestre, et la sexualité plus riche pendant cette période.

J'ai des remontées gastriques, que faire ?

Parfois apparaissent des sensations de brûlure au milieu du thorax. Ce sont des remontées de liquide gastrique qui brûlent l'œsophage. Elles sont dues à l'augmentation de la pression dans votre abdomen, liée à la croissance de l'utérus et à l'augmentation du taux de progestérone. L'estomac et l'œsophage sont séparés par un clapet musculaire, le cardia, qui en dehors de la grossesse empêche le liquide contenu dans l'estomac de remonter dans l'œsophage. Sous l'effet de la progestérone, qui est un myorelaxant, le cardia qui ferme l'estomac laisse passer les sécrétions acides.

- Boire du citron pressé est un moyen sûr de calmer les acidités. Certes, le citron a un goût très acide, mais c'est un aliment basique et très efficace.
- La respiration abdominale relaxante *(voir page 44)*, avec la prise de conscience du diaphragme au creux de l'estomac, améliore également la situation. Posez votre main chaude sur l'estomac et, à chaque inspiration, sentez l'ouverture du diaphragme comme une fleur qui s'ouvre et qui libère l'estomac de ses acidités.
- Mangez moins, mais plus souvent, et éliminez les sucres autant que possible de votre alimentation.

Pour garder la forme, que me conseillez-vous ?

- Faites des marches dans la nature, sans oublier de boire et en vous accordant des pauses.
- Pensez à vous redresser et à vous étirer.
- Méditez, relaxez-vous et entourez-vous de personnes positives.

Comment éviter les vergetures ?

Prenez le temps de vous masser, de vous chouchouter et, pour prévenir les vergetures, badigeonnez-vous régulièrement d'huile d'olive, de germe de blé ou d'amande douce, afin d'hydrater votre corps, principalement la poitrine, le ventre et les fesses, à savoir les parties du corps qui prendront du volume.

Qu'est-ce que le périnée et comment en prendre soin ?

Le périnée est comme un hamac qui soutient les viscères entre le sacrum et l'os iliaque. Il bouge peu, mais est souvent sollicité. De bonnes postures et la mise en mouvement régulière permettent aux muscles du périnée et à la respiration de travailler ensemble. Votre périnée doit être tonique pour maintenir le poids supplémentaire dans le plancher pelvien, mais aussi souple pour permettre le relâchement des fibres musculaires entre les contractions. Pensez à contracter votre périnée de temps en temps *(voir page 91)*.

Le 4e mois

Vous entrez dans le deuxième trimestre, que beaucoup considèrent comme le plus agréable de la grossesse, avec moins de fatigue et plus d'énergie ! Profitez de ce temps béni pour vous emplir de pensées positives et vous projeter sans crainte dans l'avenir...

L'ÉVOLUTION DU FŒTUS

Pour certains organes, l'aspect définitif sera rapidement atteint, mais d'autres ne seront pas achevés au terme de la grossesse, c'est le cas du cerveau, par exemple. Les poumons n'ont pas encore une fonction respiratoire, mais le liquide amniotique y entre et en sort. Les intestins se forment.

Le bébé tient désormais sa tête droite ; ses jambes sont devenues plus longues que ses bras. **Tout le circuit auditif est en place**, la rétine est sensible à la lumière, même si les yeux ne sont pas encore prêts à voir. Les empreintes sur les doigts et les orteils sont apparues.

Votre bébé bouge beaucoup, il fait des mouvements de succion avec sa bouche, qu'il est capable d'ouvrir, il peut froncer les sourcils. Tandis que ses os se consolident, ses muscles se développent, notamment les muscles thoraciques.

Votre bébé a encore grandi et grossi, il mesure entre 12 et 14 cm et pèse de 150 à 250 g.

> *C'est une belle période, riche en émotions, car vous allez sentir votre bébé bouger.*

CE QUI SE PASSE EN VOUS

Le deuxième trimestre est le plus agréable de la grossesse. Les sensations de nausées et de fatigue se sont estompées, et vous vous sentez plus dynamique et à l'aise dans votre corps. C'est une belle période, riche en émotions, car vous allez sentir votre bébé bouger, même si la perception des mouvements du fœtus diffère d'une femme à une autre.

À présent, tout le monde peut voir que vous êtes enceinte, vous contemplez votre ventre qui se bombe, et cela vous remplit de fierté. L'utérus grossit, et vous ressentez parfois des douleurs, des étirements, des sensations assez aiguës de chaque côté du bas-ventre : ce sont les douleurs ligamentaires *(voir page 49)*. L'utérus est un gros muscle attaché aux os du bassin par des ligaments. Au cours de sa croissance, ces derniers sont mis en tension et deviennent douloureux.

Vous avez toujours de fréquentes envies d'uriner. Continuez à boire de l'eau minérale régulièrement. De petits troubles du transit se manifestent parfois, notamment une constipation *(voir page 58)*, ainsi que des remontées gastriques *(voir page 69)* au niveau de l'œsophage. Vous pouvez voir apparaître sur votre peau des taches brunes, le fameux masque de grossesse, qui disparaîtra ou s'atténuera très nettement après l'accouchement.

INTERACTIONS AVEC LE BÉBÉ

Percevant les mouvements de votre bébé, vous commencez à interagir avec lui au quotidien : par le toucher, par l'écoute de la musique, qui a des effets positifs sur sa croissance, sur sa fréquence cardiaque et sur ses mouvements. **Le papa, lui aussi, peut communiquer avec lui en posant sa main sur votre ventre**, et cela vous fait plaisir de sentir qu'il participe à cette grossesse.

Durant le quatrième mois, vous travaillez encore et, parfois, vous semblez oublier que vous êtes enceinte. Lorsque vous le réalisez, vous pouvez éprouver un sentiment de culpabilité qui n'a souvent pas lieu d'être. Transmettez à votre bébé des vibrations positives : à l'échographie, on voit le fœtus sauter de joie lorsque sa maman rit ! Essayez de mieux gérer votre vie professionnelle et d'être à l'écoute de votre enfant dès que vous avez un peu de temps libre. Par exemple, après déjeuner en faisant une sieste, ou le soir avant de vous endormir. Pensez à avoir une bonne hygiène alimentaire, à vous occuper de votre peau, de vos cheveux, à faire des soins de beauté du corps et du visage.

L'INTENTION DU MOIS : APPROFONDIR LA VISUALISATION POSITIVE

En visualisation, on peut vivre par anticipation une action, une situation à venir. Après avoir écouté les trois premières séances en musique (♫ | 1, 2, 3), projetez-vous dans l'avenir de façon positive. Les visualisations sont surtout efficaces lorsqu'on est bien détendu, car on se trouve alors dans un état de conscience, l'état alpha, à la frontière du sommeil et du réveil *(voir page 53)*. Les exercices de ce mois-ci présentent différentes visualisations qui vous seront particulièrement utiles lors de l'accouchement, des premières contractions à la naissance, et qui dès maintenant, entre autres bienfaits, vous prépareront au jour J et renforceront votre confiance en vous !

Les visualisations sont surtout efficaces lorsqu'on est bien détendu.

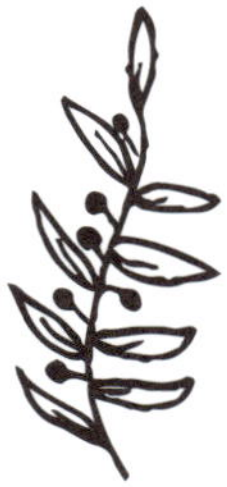

EXERCICES PRATIQUES

1 Visualiser un fruit pour apaiser la douleur ♫ | 6

Le fruit représente nos cinq sens. Cette visualisation a pour but d'apaiser la douleur. Vous pouvez l'utiliser à n'importe quel moment, mais en particulier quand le travail démarrera, lors d'une vague de contractions intense.

- *Imaginez un fruit de votre choix.*
- *Voyez sa forme, sentez son parfum, respirez le calme et le bien-être. Touchez sa texture.*
- *Regardez ce fruit, visionnez ses moindres détails, tournez autour de lui pour bien vous familiariser avec lui.*
- *Respirez son parfum délicieux.*
- *Imaginez que vous vous délectez de sa pulpe.*
- *Caressez-le, touchez-le. Comment est sa peau ?*
- *Ce fruit est gigantesque au milieu de votre paysage intérieur.*
- *Imaginez que vous pénétrez à l'intérieur du fruit, dans la pulpe... Là se trouve un petit hamac. Imaginez que vous vous balancez sur ce hamac à l'intérieur du fruit, le temps de la douleur.*

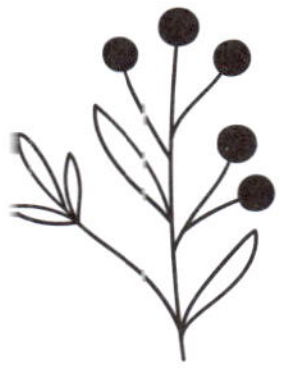

Ce fruit est votre anesthésiant naturel :

« Quand je suis dans le fruit, je n'ai plus mal, je me repose, je laisse passer ma douleur. »

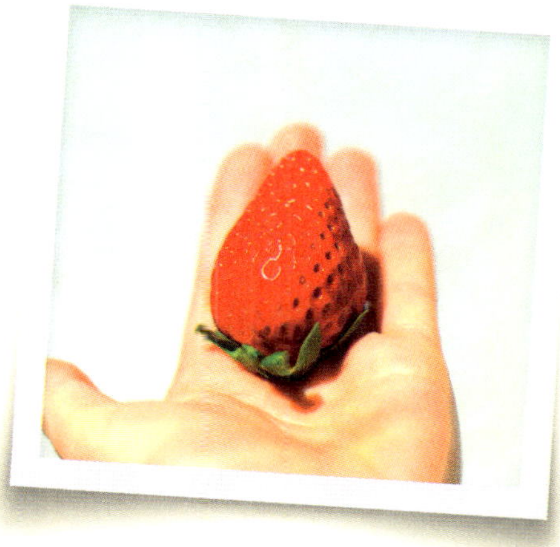

2 Visualiser l'utilité de la contraction

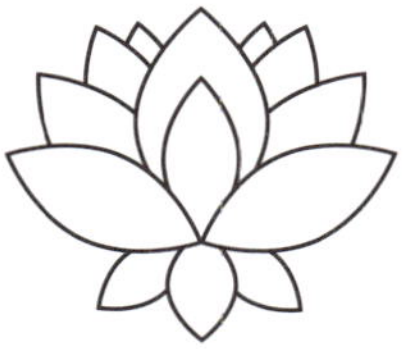

Vous êtes en salle d'accouchement. À chaque fois que votre utérus se contracte, les fibres musculaires du corps de l'utérus tirent sur les fibres du col pour l'ouvrir. La contraction pousse le bébé vers le petit bassin en facilitant sa rotation. La contraction est utile, et vous vous dites :

« C'est une bonne contraction qui va aider mon col à s'ouvrir. Elle me rapproche de l'arrivée de mon bébé. J'apprécie ensuite le repos qui suit, l'utérus bien souple après la contraction. Mon corps est calme, je ne suis pas fatiguée. Plus je me relaxe et plus mes muscles sont mous, souples comme le col que je ressens au fond du vagin et que j'essaie de détendre davantage. »

3 Visualiser la montgolfière pour lâcher prise ♫ | 7

Le but ici est de prendre de la distance, de la hauteur par rapport à votre accouchement… et de lâcher prise.

- *Imaginez que vous montez sur un ballon volant, une montgolfière, et que vous survolez la salle d'accouchement.*
- *Imaginez que vous vous envolez, que vous vous élevez jusqu'au firmament.*
- *Vous prenez de la hauteur, de la distance.*
- *Vous traversez les plaines de l'air et vous vous sentez de plus en plus légère.*
- *Vous flottez dans un ciel de pur azur qui vous rassure et vous assure.*
- *Vos cellules sont parfaitement oxygénées. Ici, tout est calme et velouté.*
- *Vous voyagez en toute sécurité.*
- *Votre champ de conscience s'élargit, afin que votre intuition et votre imagination puissent se développer librement.*
- *Vous vous voyez d'en haut comme en 3D : vous êtes allongée, tout va bien.*
- *Votre équipe médicale est là. Vous êtes en confiance.*
- *Et vous survolez votre paysage intérieur. Vous prenez de l'altitude, de la distance, de la hauteur.*
- *Puis la montgolfière se repose en douceur en salle d'accouchement.*

4 Visualiser un arbre lors de la poussée finale

L'arbre représente l'enracinement, vos racines dans la terre. Nous nous situons maintenant à la fin de l'accouchement, au moment où la sage-femme va vous demander de pousser pour effectuer les poussées finales. Vous êtes à dilatation complète. **Vous respirez bien. Vous vous détendez**. Il faut que vous poussiez le plus fort possible pour que cela dure le moins possible.

- *Visualisez un arbre bien enraciné avant de pousser.*
- *Imaginez que cet arbre est derrière vous comme un soutien, un appui. Sentez l'énergie de bien-être entrer en vous.*
- *Inspirez l'énergie de la Terre qui pénètre sous vos pieds bien enracinés dans la terre. Cette énergie remonte le long de vos jambes jusqu'en haut des poumons, comme une sève régénératrice.*
- *Remplissez vos poumons de souffle de force pour bien pousser.*
- *Sentez-vous en connexion directe avec l'essence de la vie.*
- *Déposez vos dernières douleurs contre les branches de l'arbre.*

Imaginez que cet arbre est derrière vous comme un soutien, un appui.

5 Visualiser la réussite de la naissance et le retour chez soi

Vous pouvez commencer par la séance complète. ♫ | 1

- *Dans la lumière de votre espace de paix, laissez venir à vous l'image de la sortie de votre bébé.*
- *Vous ressentez du bien-être, une paix intérieure, une grande tranquillité d'esprit, source d'une détente encore plus profonde.*
- *Maintenant, après avoir vécu votre accouchement dans l'harmonie de votre corps, vous êtes rentrée chez vous avec le papa et le bébé.*
- *C'est une maison heureuse, lumineuse qui vous attend.*
- *Vous vous imaginez avec votre bébé, en train d'allaiter.*
- *Petit à petit, le bébé découvre ses nouveaux repères.*
- *Pendant que le bébé dort, vous en profitez pour faire la sieste.*
- *Votre mari est là et il vous aide dans les tâches quotidiennes.*
- *Vous êtes bien chez vous.*
- *Vous prenez le temps de pratiquer la relaxation.*

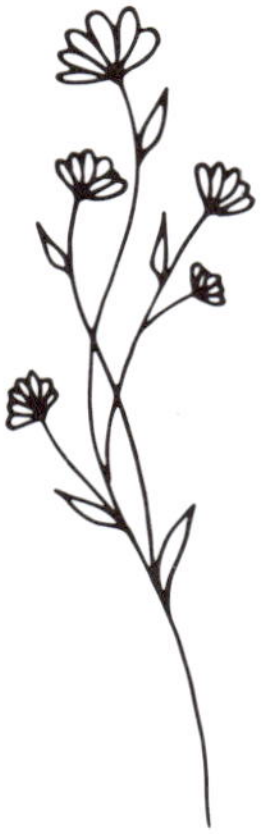

Vous ressentez du bien-être,
une paix intérieure,
une grande tranquillité d'esprit.

6 Substitution de la douleur par la chaleur

Découvrez ce mois-ci comment ressentir de la chaleur dans vos paumes de mains et comment poser cette chaleur sur les zones de douleur de votre corps. La chaleur va se substituer à la douleur. Cette méthode permet dans un grand nombre de cas de se passer d'anesthésiques chimiques. Au moment de l'accouchement, vous vous sentirez ainsi plus confiante, car vous aurez acquis la capacité à exercer un contrôle sur les contractions et à faire reculer le seuil supportable de la douleur sans vous laisser déborder, submerger par elle.

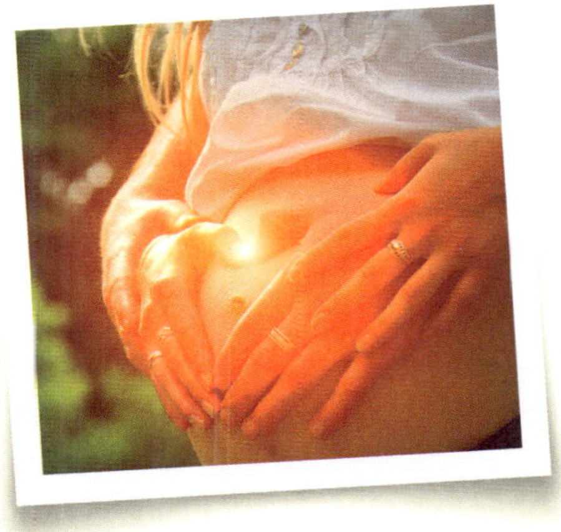

EN PRATIQUE POUR INSENSIBILISER LA ZONE COL - VAGIN - PÉRINÉE

- *Visualiser le schéma de l'appareil génital (voir dessin page 78) : col, vagin, vulve, périnée.*
- *Essayer de contacter son périnée pour mieux le percevoir en veillant à ne pas contracter les abdominaux.*
- *Poser ses mains sur le ventre, sur le bas-ventre, sur la région génitale, en ressentant une sensation agréable de chaleur au creux des mains.*
- *Poser les mains chaudes sur le ventre, puis le bas-ventre, pour insensibiliser le col.*

Quand vous vous serez bien entraînée, vous n'aurez plus besoin de poser les mains sur votre ventre.

Un peu d'anatomie

Le col de l'utérus est l'étroite extrémité inférieure de l'utérus qui s'ouvre sur le vagin.

Le vagin est l'une des parties de l'appareil génital féminin. Il s'ouvre au niveau de la vulve et des petites lèvres. On utilise souvent le terme « vagin » pour désigner l'ensemble de l'appareil génital extérieur de la femme, mais cette appellation est inexacte, le vagin étant interne.

La vulve est le terme correct pour désigner les parties génitales externes. Celle-ci est composée du pubis (ou mont de Vénus), des grandes lèvres, du clitoris et de l'entrée du vagin. Sous les grandes lèvres se trouvent les petites lèvres, visibles ou non selon l'anatomie de chacune, qui se rejoignent pour former le capuchon qui protège le clitoris.

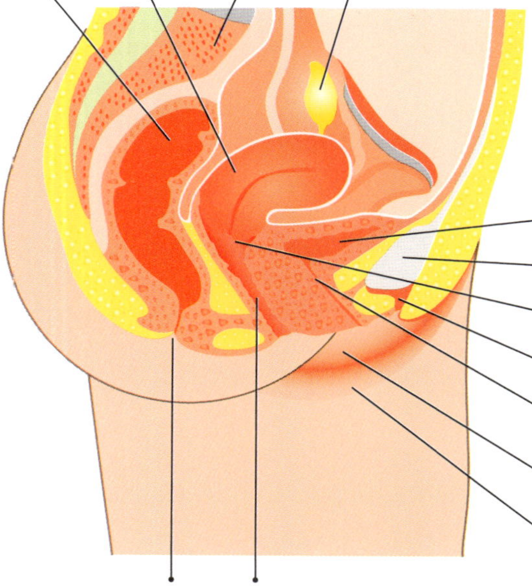

QUESTIONS-RÉPONSES

Quels conseils pouvez-vous me donner pour bien dormir ? J'ai souvent des insomnies...

Le sommeil est souvent perturbé pendant la grossesse, particulièrement au dernier trimestre. Pour favoriser l'endormissement :

- Faites de l'exercice tous les jours.
- Réduisez l'activité mentale intense (écrans) au moins une heure avant d'aller vous coucher.
- Prenez un bain chaud parfumé à la lavande.
- Évitez la consommation de stimulants (café, thé, tabac) à partir de 17 heures. Le soir, mangez léger (certaines insomnies sont simplement dues à des troubles intestinaux!).
- Repérez votre meilleure heure d'endormissement et suivez votre rythme biologique. N'oubliez pas qu'un cycle commence toujours par l'envie de s'endormir... et qu'une nuit complète et récupératrice comprend cinq cycles.
- Si vous n'arrivez pas à dormir, n'insistez pas, levez-vous, faites autre chose, une activité agréable, offrez-vous ce cadeau... Si vous ratez votre « train du sommeil », courir derrière n'y changera rien ! Attendez tranquillement le cycle suivant. Il en passe un toutes les une heure et demie ou deux heures...
- Écoutez notre musique relaxante.

Voir aussi les exercices proposés dans le 6e mois *(pages 93 à 100)*.

Pourquoi ai-je de fréquentes envies d'uriner ?

C'est bien connu, une femme enceinte a souvent des envies pressantes. Et cela arrive dès le début de la grossesse. Si le poids du bébé n'est pas encore la cause de ces besoins irrépressibles, l'utérus appuie déjà sur la vessie. Constipation et ballonnements sont aussi très habituels. Veillez dans ce cas à manger beaucoup de fibres et à boire suffisamment d'eau pour éviter que ces petits désagréments ne durent trop longtemps.

J'ai arrêté le sport. Quelle activité peut m'aider à rester dans le mouvement ?

Pourquoi pas le jardinage ? Connectez-vous aux plantes, concentrez-vous sur la beauté de la nature. Cette « gratitude attitude » est une façon de dire à votre bébé que la vie qui l'attend est belle...

Comment accepter les modifications de mon corps ?

- Pensez à bien respirer pour vivre pleinement les sensations de votre corps et vous connecter à votre bébé.
- Prenez le temps de mobiliser votre bassin : par exemple, mettez-vous à quatre pattes et bougez les hanches d'un côté et de l'autre.
- Imaginez votre bébé dans votre bassin comme dans un cocon protecteur, posez les mains sur votre ventre, bercez-le, chantez-lui une chanson douce. Plus vous serez heureuse et détendue, plus votre bébé ressentira votre bien-être.

Voir aussi l'exercice du miroir *(page 65)*.

Le 5e mois

Vous êtes enceinte de cinq mois : vous avez déjà fait la moitié du chemin ! Les interactions avec votre bébé, déjà très actif, ne cessent de s'enrichir, la voix et le bercement étant des moyens privilégiés d'entrer en contact avec lui…

L'ÉVOLUTION DU FŒTUS

La multiplication des cellules nerveuses du fœtus est terminée, et les muscles se renforcent. Si c'est une fille, le vagin se forme ; si c'est un garçon, ses testicules ont commencé à descendre vers le scrotum. Des cheveux, très fins, commencent à recouvrir la tête, tandis que les paupières, toujours fermées, se recouvrent de cils. L'iris de l'œil se pigmente. Des ongles minuscules apparaissent sur ses doigts et ses orteils. Sa peau est recouverte d'une substance, le vernix, riche en graisse et en vitamines. Déjà très actif, votre bébé se touche le visage, attrape son pouce avec la bouche et peut même bâiller. Mais il dort encore de 16 à 20 heures par jour.

Votre bébé mesure maintenant entre 18 et 24 cm ; en grandissant et en grossissant, les proportions du corps sont plus équilibrées.

Déjà très actif, votre bébé se touche le visage, attrape son pouce avec la bouche et peut même bâiller.

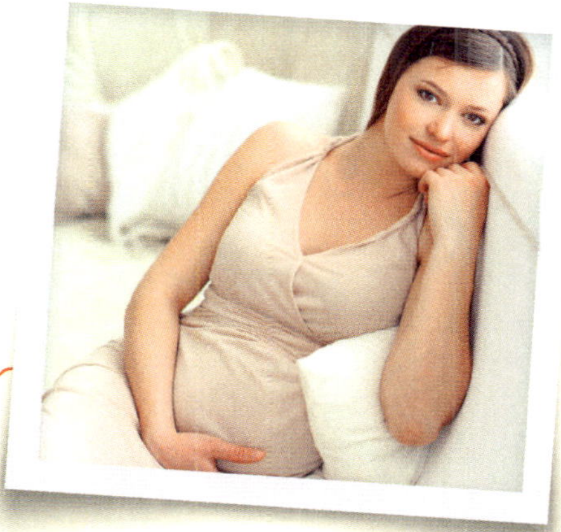

CE QUI SE PASSE EN VOUS

Le plus souvent, vous vous sentez bien, épanouie et moins fatiguée. Votre corps, lui, continue de se modifier. La croissance de votre utérus est susceptible d'occasionner à nouveau des douleurs ligamentaires. En effet, votre bébé grandit et mesure près de 20 cm, comme vous allez le constater à l'échographie prévue au cours de ce mois. **Vous le voyez remuer et entendez son cœur battre avec un stéthoscope. C'est merveilleux ce qui se passe en vous !**

Faites des exercices de respiration pour assurer votre oxygénation (et celle de votre enfant), cela vous évitera d'être essoufflée en montant les escaliers. Les éventuelles difficultés à respirer lors d'un effort sont normales et cesseront après l'accouchement.

QUAND BÉBÉ BOUGE !

Dès le 5e mois, votre bébé commence à s'orienter dans l'espace. Des études ont montré que les futurs bébés trouvent des positions plus confortables dans la cavité utérine en donnant des coups de pieds. Quand la mère change de position, le fœtus en change également. Si la maman fait des mouvements brusques, on peut percevoir des réactions motrices brutales de la part du bébé et des modifications de son rythme cardiaque. Ainsi, les mouvements que vous effectuez en pratiquant la danse ou le yoga favorisent le développement des connections neuronales entre les membres, le tronc, et le cerveau du bébé qui grandit. **Effectuer des mouvements en pleine conscience est par conséquent bon pour vous et votre enfant.**

Si vous êtes déjà maman

Vous vous posez souvent une question essentielle : « Est-ce que je vais pouvoir aimer mon deuxième enfant autant que le premier ? » Il arrive que l'on s'interroge sur sa capacité à aimer dès le premier enfant, mais c'est souvent au deuxième que cette interrogation survient, avec un peu d'angoisse. Chaque enfant est unique et nous pouvons donner beaucoup d'amour à chacun d'entre eux. L'amour d'une maman est infini.

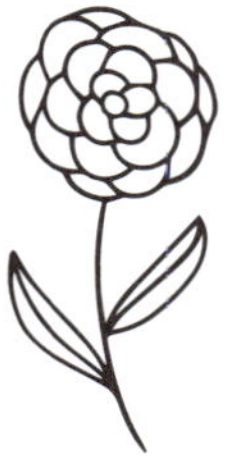

L'INTENTION DU MOIS : SE CONNECTER À SON BÉBÉ PAR LE BERCEMENT ET LE CHANT

Vous pouvez entrer en communication avec votre bébé en posant les mains sur votre ventre, en le caressant, en le berçant, en lui parlant. Si le papa est présent, il peut partager ce moment privilégié en plaçant lui aussi ses mains sur votre ventre. **Le simple fait de poser vos mains sur votre ventre vous met en contact avec votre bébé et vous reconnecte au plus profond de vous-même.** Le bébé, lui, réagit à la douceur de vos mains… Il aime les caresses, il est sensible aux stimulations tactiles qu'il perçoit au travers de votre paroi abdominale *(voir page 30)*. De temps en temps, n'hésitez pas à appuyer davantage cette caresse par un massage…

COMMENT MASSER SON VENTRE ?

Un doux massage de la maman sur le ventre modifie l'activité du fœtus et son rythme cardiaque. Vous pouvez faire de larges cercles dans le sens des aiguilles d'une montre après avoir enduit vos mains avec un lait hydratant ou des huiles. C'est très relaxant. Il est probable que votre bébé réponde au toucher de vos mains par des mouvements. Vous aurez alors un réel sentiment d'échange !

POURQUOI CHANTER ?

Votre bébé perçoit aussi votre voix *(voir page 23)*, car son ouïe est déjà bien déjà développée. Je vous suggère également de chanter au quotidien, ce qui est bénéfique tant pour lui que pour vous. **Le chant émet des vibrations au niveau des liquides de l'organisme**. Cette vibration va entourer le fœtus et ainsi jouer un rôle d'enveloppement. Quand on chante, on génère en outre l'ocytocine, l'hormone de l'attachement. Le chant va éveiller le fœtus à la musique ! *(Voir le chant relaxant pour bébé page 84).*

EXERCICES PRATIQUES

Écoutez et pratiquez la détente complète (respiration et détente musculaire). ♫ | 2, 3

1 Le bercement ♫ | 4

Au cours du bercement, vous allez prendre soin de votre bébé, le rassurer, lui donner confiance…

- *Les yeux fermés, posez les mains sur votre ventre pour être en connexion avec votre bébé, qui ressent la chaleur de vos mains.*
- *Bercez-le au rythme de votre respiration.*
- *Sentez comme vous êtes en confiance et en harmonie avec vous-même et avec votre bébé.*

2 Chanter « Tout doux » pour votre bébé ♫ | 8

Je vous propose ici une pratique de chant basée sur une chanson apaisante spécialement destinée aux femmes enceintes que Laurent Stopnicki et moi-même avons composée : « Tout doux », écoutez-la une première fois, et après, chantez-la vous aussi.

N'hésitez pas à la chanter quand vous le souhaiterez…

3 « Ouvrir la fenêtre », la respiration thoracique

Cette respiration favorise la libération des émotions par l'ouverture de la cage thoracique. C'est un excellent exercice pour les mamans tendues, qui se sentent oppressées au niveau de la poitrine.

- *Debout, la tête et le dos bien droits, les pieds bien à plat sur le sol, tirer les épaules vers l'arrière en rapprochant les omoplates.*
- *Lever les bras à l'horizontale vers l'avant, fléchir les coudes. Les avant-bras à la verticale forment alors un angle droit avec les bras.*
- *Inspirer lentement par le nez en écartant les bras vers l'extérieur, comme pour ouvrir une fenêtre.*
- *Garder l'air dans les poumons pendant quelques secondes.*
- *Ramener les bras, toujours fléchis, devant soi en expirant par la bouche. On referme la fenêtre.*
- *Répéter cet exercice au moins trois fois, avant de relâcher les bras.*

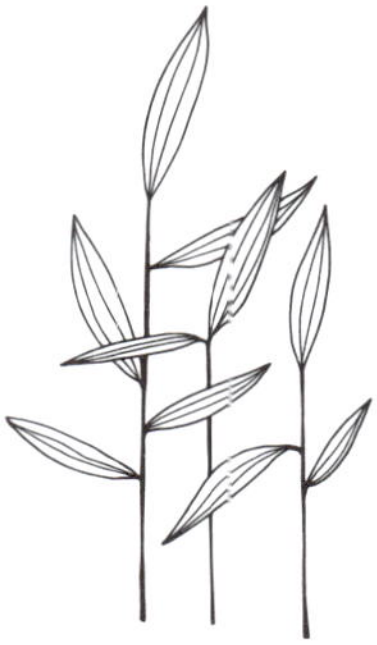

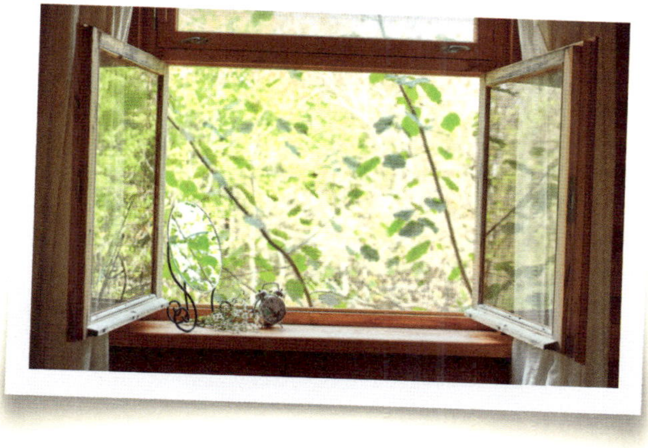

4 La boule d'énergie

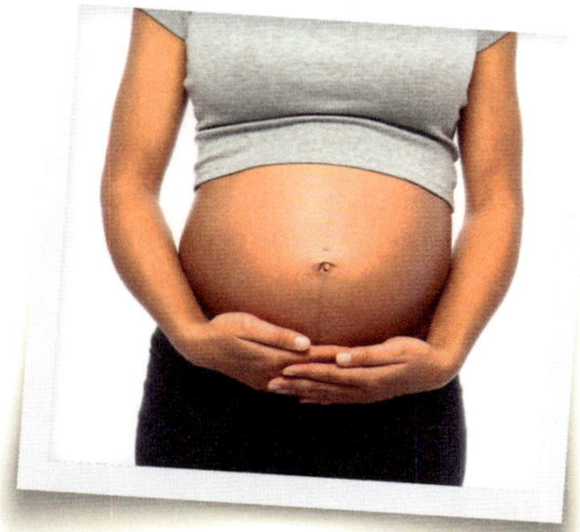

La boule d'énergie est un exercice qui provient du zen, et du qi gong. Il fait baisser la tension, calme l'esprit et harmonise le souffle. Des mouvements lents, doux et profonds, combinés à la respiration, vont procurer une détente musculaire, apaiser le corps et l'esprit, pour **éveiller une plus grande conscience de soi et de son bébé** à l'intérieur du ventre.

EN PRATIQUE

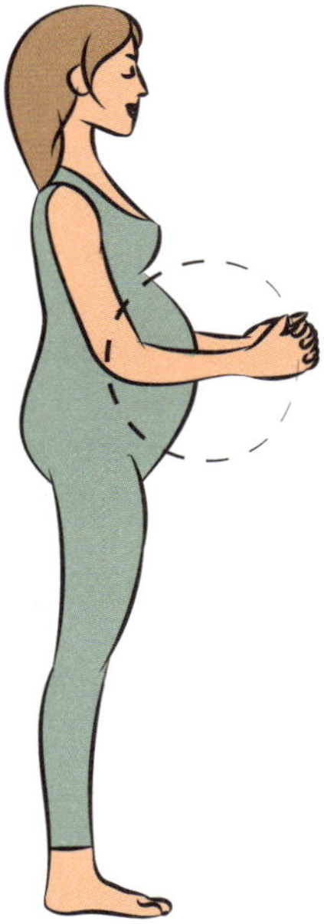

- *Debout, les mains jointes devant soi.*
- *Inspirer, séparer les mains et lever lentement les bras de chaque côté du corps à l'horizontale, jusqu'à la hauteur des épaules. Les bras sont souples.*
- *Tourner lentement les paumes de mains l'une vers l'autre. Les doigts sont légèrement écartés.*
- *Expirer et rapprocher les paumes de mains, les bras en cercle, comme pour tenter de saisir une balle.*
- *Porter en même temps l'attention sur l'énergie qui monte, depuis le ventre jusqu'au plexus solaire.*
- *Imaginer avoir dans les bras une boule d'énergie.*
- *Suivre cette boule du regard.*
- *Faire une pause en retenant la respiration.*
- *En expirant, déplacer la boule du plexus solaire jusqu'au niveau du cœur et poser les mains à plat au niveau du hara, centre vital à deux doigts sous le nombril.*
- *Réaliser une deuxième fois l'enchaînement mains, cœur, plexus et hara. La troisième fois, insister sur la respiration.*

QUESTIONS-RÉPONSES

Je transpire souvent. Que faire ?

Une transpiration accrue est due à la hausse de votre température corporelle. Buvez de l'eau souvent et par petites gorgées. Mangez des fruits et des légumes de saison.

Je souffre parfois d'indigestion... Comment éviter cela ?

Votre ventre exerce de plus en plus de pression sur votre système digestif. Ingérer de plus petites quantités plus souvent et marcher après les repas vous soulageront. Évitez les plats trop épicés, trop gras ou trop riches. Buvez un verre de lait ou mangez du pain grillé, cela vous aidera à neutraliser l'acidité. Dormir la tête surélevée peut aussi être bénéfique.

J'ai des contractions, est-ce risqué pour mon bébé ?

Les contractions correspondent aux mouvements de l'enfant qui bouge et qui provoque en réaction une contraction de l'utérus. Au cours de la grossesse, il est normal de ressentir des contractions. Néanmoins, elles doivent être rares et indolores. L'utérus est un muscle qui peut se tendre pendant quelques secondes, puis se détendre ensuite, aboutissant au durcissement du ventre dans sa globalité. Si les contractions deviennent perceptibles à partir du 4ᵉ mois, c'est parce que l'utérus se développe normalement.

En cas de contractions douloureuses et fréquentes, il est nécessaire d'adopter une position allongée le plus fréquemment possible et d'éviter les efforts musculaires au niveau de l'abdomen, afin de ne pas provoquer une ouverture du col de l'utérus.

Comment prendre soin de mes cheveux ?

Utilisez des shampoings et après-shampoings adaptés à votre nature de cheveux. Ne les brossez pas trop, cela stimulerait les glandes sébacées du cuir chevelu, et vos cheveux seraient plus gras aux racines et secs aux pointes. Évitez les colorations car les hormones de grossesse peuvent faire réagir vos cheveux de manière imprévisible. Quant aux traitements chimiques comme les défrisages, ils sont à bannir, car ils passent dans votre sang et affectent votre bébé.

Dois-je adopter un régime alimentaire particulier ?

Vous devez avoir une alimentation équilibrée parce qu'elle assure les besoins du fœtus et vos propres besoins. L'objectif étant d'éviter les excès de poids, mais aussi l'anémie, la constipation et la décalcification. Manger pour deux, ce n'est pas manger deux fois plus, c'est manger deux fois mieux.

Fractionnez votre alimentation en quatre repas pour une meilleure assimilation : petit déjeuner, déjeuner, collation, dîner. Cela vous évitera les pesanteurs et les tensions après les repas. Buvez au moins un litre et demi d'eau par jour, laissez une large place aux fruits et légumes, ainsi qu'aux aliments contenant des sels minéraux.

Il n'y a pas de prise de poids idéale, la moyenne étant de 12 kg. Si vous êtes très mince, vous pouvez en prendre un peu plus. En revanche, si vous êtes déjà enveloppée, votre médecin vous conseillera sans doute de faire attention.

Le 6e mois

Plus la grossesse avance,
plus vous avez besoin de repos !
Et, en ce 6e mois, vous sentez
peut-être qu'il faut mettre
la pédale douce. Face à la fatigue,
des nuits réparatrices sont
vos meilleures alliées… Voici,
entre autres, comment y parvenir.

L'ÉVOLUTION DU FŒTUS

À la fin du mois (26e semaine), le bébé mesure 33 cm environ et pèse 900 g. **Les alvéoles dans ses poumons sont presque fonctionnelles**, elles le seront vraiment à la fin du 8e mois. La différenciation des organes sexuels est maintenant complète. Les nerfs se développent, et la graisse commence à s'accumuler sous la peau. Son visage s'affine, les oreilles sont plus grandes, le dessin du nez est plus net, le cou se dégage. Les bourgeons dentaires sont en formation, les ongles apparaissent, les sourcils et les cils sont bien présents.

Votre bébé entend ! Il réagit non seulement aux sons, mais aussi au toucher, comme il est capable de percevoir les changements de température et de sentir la douleur. Dans votre ventre, il bouge de plus en plus, il effectue de 20 à 60 mouvements par demi-heure et effectue même des pirouettes.

Dans votre ventre, il bouge de plus en plus, il effectue de 20 à 60 mouvements par demi-heure et effectue même des pirouettes.

CE QUI SE PASSE EN VOUS

Vous avez parfois du mal à accepter les modifications de votre image corporelle, votre prise de poids par exemple, et si tel est le cas, pensez à l'exercice du miroir *(voir page 65)*... Mais vous vous émerveillez aussi de la présence de votre bébé en vous. Votre utérus est maintenant nettement au-dessus de votre nombril, il occupe une place de plus en plus grande dans votre ventre et est encore susceptible de provoquer des douleurs ligamentaires aiguës sur le côté du ventre. **Vous ressentez parfois quelques contractions irrégulières et indolores**. Ne vous inquiétez pas, c'est normal. L'utérus est un gros muscle qui, comme tous les muscles, répond à son extension progressive par des phases de contractions. Des vergetures apparaissent éventuellement au niveau du ventre et des seins, ce qui vous incitera à utiliser des crèmes adaptées et à porter un soutien-gorge de grossesse pour vous sentir plus à l'aise.

Désormais, vous éprouvez souvent le besoin de vous asseoir, de vous allonger et de faire une pause. **Écoutez votre corps, reposez-vous lorsque vous en ressentez le besoin**. Si vous êtes fatiguée, vous pouvez arrêter de travailler.

LA PREMIÈRE INTENTION DU MOIS : PRENDRE CONSCIENCE DU PÉRINÉE

Le plancher pelvien est constitué de muscles qui ferment la partie inférieure du bassin (le pelvis est le petit bassin). Il comprend aussi des ligaments. Sa fonction est de maintenir les organes pelviens (vessie, utérus et rectum) et d'assurer la continence de l'urine et des selles. Il joue également un rôle dans la sexualité. On l'appelle communément « périnée ». Il est formé de trois plans : un profond, un moyen, un superficiel. Les muscles principaux sont le muscle éleveur de l'anus (ou releveur de l'anus) et le muscle ischio-coccygien.

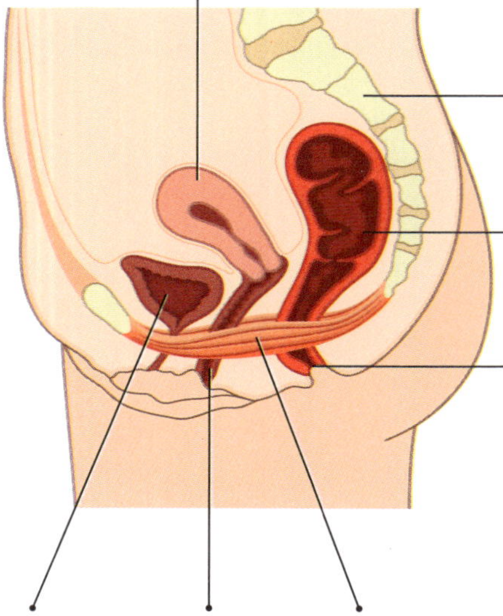

Pendant la grossesse. Au fur et à mesure que grandit le fœtus, l'utérus prend de plus en plus de volume. Le poids du bébé augmente, et des pressions plus importantes sur le plancher pelvien maternel se produisent. Cela génère parfois des épisodes d'incontinence urinaire en fin de grossesse.

Pendant l'accouchement. Lors du passage de la tête du bébé, le périnée va subir des pressions et se distend, c'est l'ampliation. Il est alors important de protéger un organe comme la vessie, qui est vidée par la sage-femme avant l'expulsion. Une épisiotomie est parfois pratiquée, si nécessaire, afin d'éviter une déchirure du périnée.

Si vous vous attachez chaque jour à tonifier et à assouplir les muscles périnéaux, vous pourrez les décontracter au moment de l'expulsion, ce qui facilitera l'accouchement.

POUR DÉTENDRE LE PÉRINÉE

Dans l'exercice qui suit, les abdominaux ne doivent pas travailler, et le bassin ne bouge pas.

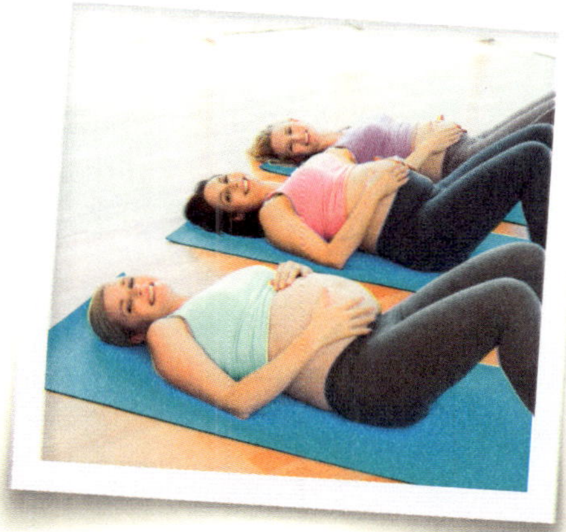

- *S'allonger confortablement sur le dos, les genoux pliés et les pieds en appui sur le sol.*
- *Expirer doucement en allongeant le souffle.*
- *Suspendre le souffle après l'expiration, puis relâcher.*
- *Contracter le périnée pendant 5 secondes, puis relâcher complètement pendant 10 secondes.*
- *Recommencer 5 fois ce verrouillage périnéal.*

LA DEUXIÈME INTENTION DU MOIS : AMÉLIORER SON SOMMEIL

Le sommeil peut parfois se dérégler à tout moment quand on est enceinte, du fait du stress et des peurs ressentis par la maman, même si c'est souvent au troisième trimestre qu'il paraît le plus perturbé. Ce sont en général divers maux qui empêchent les femmes de bien dormir durant la grossesse : douleurs lombaires, envies d'uriner fréquentes (toutes les 2 ou 3 heures), crampes, impatiences dans les jambes, perception des mouvements du fœtus, sensation d'inconfort... Mais le manque d'activité physique, l'anxiété (liée aux transformations physiques et à l'arrivée prochaine du bébé) ou les pathologies éventuelles de fin de grossesse (l'hypertension artérielle, par exemple) sont aussi susceptibles de perturber la qualité du repos nocturne. En retour, les troubles du sommeil peuvent avoir des conséquences sur l'état émotif (inquiétude, irritabilité) et physique (fatigue importante) de la femme.

LES POSITIONS POUR BIEN DORMIR

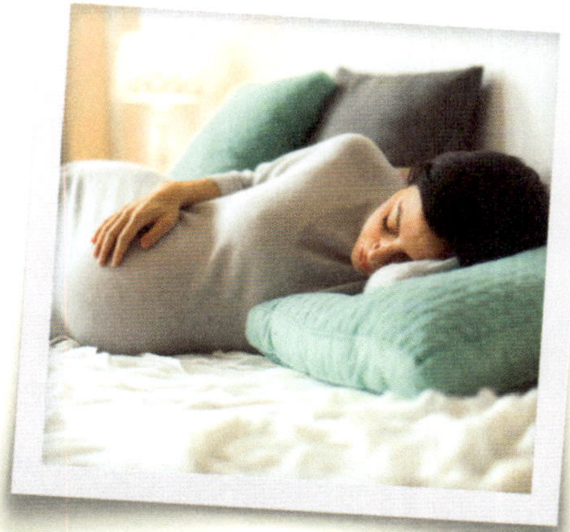

Vous pouvez dormir sur le ventre, il est en effet impossible d'écraser le bébé, mais son volume risque de vous gêner... La position idéale est couchée sur le côté gauche, car cette position va libérer autant que possible les vaisseaux qui alimentent l'utérus et le bébé. En revanche, **évitez d'être couchée sur le dos, surtout quand l'utérus a un gros volume**. Les gros vaisseaux (veine cave) situés entre la colonne vertébrale et l'utérus seraient alors comprimés, ce qui pourrait gêner la circulation du sang. Pour plus de confort, vous pouvez caler des oreillers entre vos jambes ou sous votre ventre pour vous soulager un peu de son poids.

EXERCICES PRATIQUES

Écoutez et pratiquez la détente de base debout. ♫ | 3
Refaites l'exercice d'insensibilisation de la zone col-vagin-périnée.
Reprenez les respirations à toutes les étapes de l'accouchement. ♫ | 2

1 Une relaxation préliminaire

Au cours de notre sommeil, notre activité mentale perdure. L'état d'esprit dans lequel nous nous trouvons avant de nous endormir influe donc sur la qualité de notre nuit. Si l'on s'endort tourmentée par des pensées parasites, le sommeil risque d'être agité. À l'inverse, plus vous êtes sereine, plus il sera réparateur. Pour vous aider, listez chaque soir les événements positifs qui vous sont arrivés dans la journée et appréciez-les à nouveau. Puis pratiquez la relaxation qui suit.

EN PRATIQUE

- *Allongez-vous sur votre lit dans la position qui vous semble la plus confortable et détendez tout votre corps, de la tête aux pieds.*
- *Sentez la chaleur envahir vos membres.*
- *Sentez-les devenir de plus en plus lourds.*
- *Prenez conscience des points d'appuis de votre corps en contact avec le matelas.*
- *À présent, remémorez-vous une circonstance heureuse de votre vie.*
- *Remplissez-vous de cet événement qui vous a rendu si bien.*
- *Revivez-le comme s'il se déroulait ici et maintenant.*
- *Laissez-vous porter par ces sensations agréables.*

2 Automassage du pied

Cet automassage est à pratiquer avant de se coucher, en écoutant de la musique ou en regardant la télé (si vous ne pouvez lui échapper…). En massant vos pieds, vous décontracterez en effet votre corps en entier et favoriserez l'approche du sommeil.

- *Appuyer avec la pulpe du pouce sous le pied, dans le creux situé au milieu de la voûte plantaire, et masser en faisant des petits cercles, en dispersant l'énergie vers le bord du pied.*
- *Masser d'abord doucement, car le pied est sensible, puis un peu plus profondément.*
- *Sentir la chaleur réconfortante de cette zone, que les Chinois nomment Tong Tend (« source bouillonnante »).*

À NOTER

Vous pouvez également pratiquer ce massage en faisant rouler une petite balle sous la plante des pieds.

3 Illuminer le plexus solaire

Ce massage est à effectuer en position allongée.

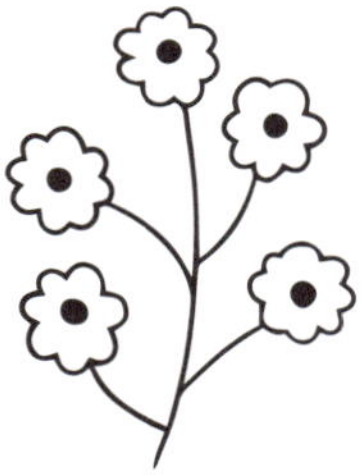

- *Inspirer en gonflant le ventre comme un ballon.*
- *Expirer en laissant retomber le ventre sans contracter les abdominaux pour remonter le diaphragme.*
- *Inspirer de nouveau, inspirer, gonfler le ventre et retenir l'air 10 secondes.*
- *Expirer, laisser tomber le ventre, retenir le souffle 10 secondes.*
- *Recommencer plusieurs fois.*
- *Poser les deux mains au niveau du plexus solaire (le point qui sépare le diaphragme de l'abdomen) et faire un massage circulaire dans le sens inverse des aiguilles d'une montre, partant du plexus solaire et irradiant tout l'abdomen.*

4 Créer son « signe-signal » d'endormissement

Avant de commencer, il vous faut choisir un « signe-signal » d'endormissement : par exemple, le fait d'éteindre la lumière ou de de fermer son livre après la lecture du soir. Dans un premier temps, observez vos habitudes pour déterminer quel est ce geste à répéter chaque soir. Puis, pour l'associer dans votre esprit à une détente profonde, procédez comme suit les premières fois :

- *Effectuez une détente de base en musique (voir page 54).* ♫ | 3
- *Laissez venir une sensation de pesanteur, qui vous amène au bord du sommeil...*
- *Faites le geste que vous avez choisi et associez-le à l'état de détente profonde que vous éprouvez maintenant.*

Désormais, le soir, chaque fois que vous ferez votre "signe-signal", votre respiration deviendra plus calme, vos muscles se relâcheront instantanément et, rapidement, votre corps glissera vers un sommeil réparateur.

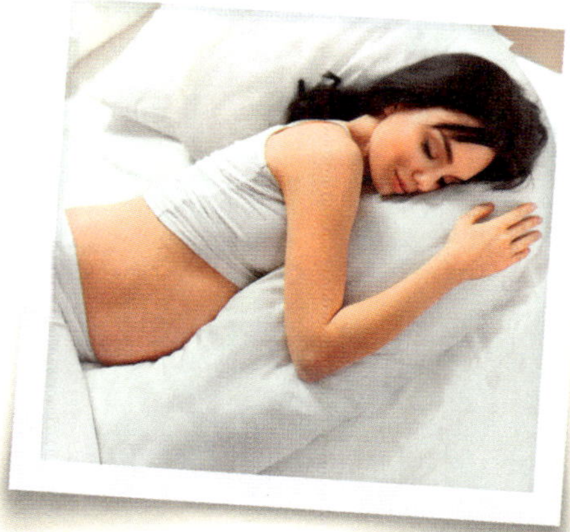

5 Voyage de la rive de l'éveil à celle du sommeil ♫ | 9

Le but ici est de passer du cerveau gauche au cerveau droit. Pourquoi donc ? Le cerveau gauche est celui de la vigilance, de l'analyse, du contrôle, et c'est souvent lui qui nous empêche de dormir. Le droit, en revanche, est le siège de l'imaginaire, de la créativité, de la paix intérieure, il favorise le lâcher-prise, prérequis de l'endormissement. Du cerveau gauche au droit, vous passerez ainsi de la rive de l'éveil à celle du sommeil, avant de vous endormir paisiblement.

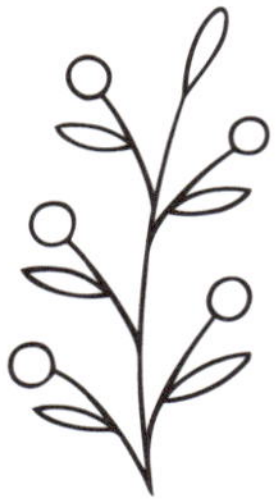

EN PRATIQUE

- *C'est le soir, vous êtes confortablement installée dans votre lit, rien ne viendra vous déranger.*
- *Commencez par vous détendre en pratiquant la respiration de votre choix, de la manière dont vous préférez le faire. Vous êtes maître de votre corps et de vos émotions. Vous savez ce qui est bon pour vous, et votre confiance vous guide pour vous apporter ce dont vous avez besoin.*
- *Prenez le temps qui vous est nécessaire. Détendez votre corps, votre esprit et, lorsque vous serez prête, stabilisez votre respiration sur un rythme régulier et naturel.*
- *Entrez dans votre havre de paix. Quelle joie de revenir ici ! Tout y est beau, calme et apaisant.*
- *Vous laissez derrière vous les tracas, les troubles et les peurs : ils n'ont pas leur place ici. Ils ne peuvent pas exister dans ce monde de paix et de sérénité.*
- *Prenez le temps de faire un petit tour, observez les détails, sentez les odeurs, imprégnez-vous des douces vibrations qui règnent ici.*
- *Vous êtes détendue. Dans votre monde intérieur, rien ne vous presse, vous avez tout le temps de flâner, de déambuler et de profiter de ce moment.*

- *Vous voyez le soleil se coucher, sa lumière devient orangée et il se rapproche de l'horizon. Un vent calme et doux souffle sur votre nuque. Les derniers rayons du soleil vous réchauffent.*
- *Vous apercevez un rivage. Dirigez-vous dans cette direction.*
- *Le sable est encore chaud sous vos pieds nus. Prenez le temps de faire quelques pas. Vos pieds s'enfoncent dans le sable, vous sentez les grains sous vos pieds.*
- *Dans votre dos, le soleil continue de descendre, et ses rayons rougeoyants se reflètent sur les vaguelettes de cet océan calme auquel vous faites face.*
- *L'eau est claire, lumineuse. Trempez vos pieds et ressentez toute l'énergie bienfaisante qui s'en dégage. Elle remonte par vos jambes et envahit tout votre corps. Vous vous sentez apaisée par le calme rassurant de cet océan de bien-être.*
- *Sur la rive, il y a une barque. Montez à bord et installez-vous confortablement. Allongez-vous. Le fond de la barque est comme un lit moelleux qui accueille parfaitement votre corps et épouse ses formes.*
- *Votre corps s'enfonce doucement sur son support, et votre embarcation flotte tranquillement. Vous êtes bercée par les vaguelettes, de gauche à droite, de droite à gauche, calmement.*
- *Fermez les yeux et ressentez ce qui se passe autour de vous : le vent, le bruit de l'eau…*
- *Votre embarcation se dirige lentement vers le large. Elle vous porte vers le sommeil.*
- *Vous quittez la rive en toute confiance, vos pensées s'estompent, et vos paupières deviennent lourdes.*
- *Une détente profonde vous envahit, tous vos muscles se relâchent. Vous êtes comme un nuage qui se déplace au gré d'un vent d'été.*
- *Tout est calme. Vous vous enfoncez paisiblement dans votre sérénité intérieure. Rien ne viendra vous déranger.*

6 Visualiser la montagne de couleurs

Grâce à cette montagne, vous allez pouvoir recharger votre organisme. Cette pratique est basée sur **les sept centres d'énergie** qui jalonnent notre corps et que les **Indiens nomment « chakras »**. Chaque centre d'énergie correspond à une couleur et à un organe. Je propose toujours cette séance durant la grossesse lorsque la maman est fatiguée au 2e ou au 3e trimestre.

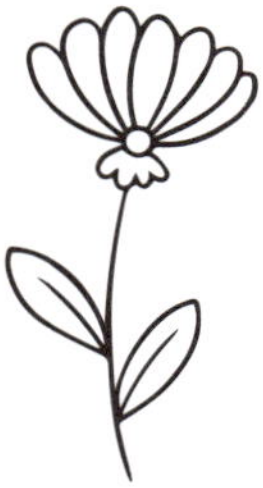

EN PRATIQUE

- *Vous êtes dans état de quiétude très agréable… Vous avez traversé la rive de l'éveil pour parvenir à la rive du sommeil et vous vous retrouvez au cœur d'une vallée verdoyante.*
- *Face à vous se dresse une montagne majestueuse, une montagne tout en couleurs en forme de pyramide, avec sept marches taillées dans le roc.*
- *Montez sur la première marche de cette montagne, de couleur rouge, la couleur de votre enracinement dans la terre. Posez cette couleur rouge sur vos pieds et vos jambes. Votre circulation sanguine s'améliore. Le rouge est la couleur de votre premier chakra, premier centre d'énergie de votre corps, situé au niveau de vos organes génitaux.*
- *Montez sur la deuxième marche de couleur orange comme une orange. Posez mentalement cette couleur orange sur votre ventre. L'orange favorise le bien-être de votre système digestif. C'est une couleur gaie et optimiste.*
- *Continuez votre ascension et grimpez sur la troisième marche de couleur jaune, jaune citron ou jaune soleil. Déposez cette couleur jaune au creux de votre estomac, le centre de votre plexus solaire. C'est la zone de votre système nerveux. Le jaune apaise et équilibre le système nerveux central. C'est également le centre du sommeil. Visualisez une fleur de tournesol jaune posée sur votre estomac. À chaque respiration, sentez la fleur s'ouvrir et la couleur jaune se diffuser dans toutes les cellules de votre corps.*

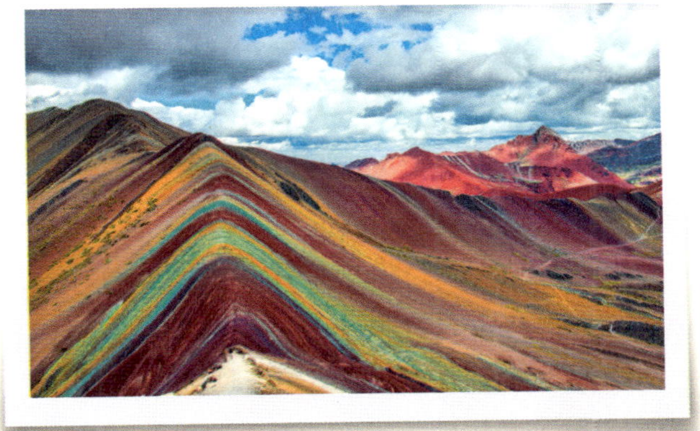

- *Vous êtes à présent sur la quatrième marche, de couleur verte, le vert de la nature. Le vert correspond au chakra des poumons et de la poitrine. Posez du vert sur vos poumons pour une bonne oxygénation de vos cellules.*
- *Montez maintenant sur la cinquième marche, de couleur bleue, le bleu relaxant du ciel et de la mer. Déposez cette couleur sur votre gorge. Grâce au bleu, votre gorge se dénoue et se décrispe.*
- *Passez ensuite sur la sixième marche, de couleur violette, exactement comme celle de la fleur. Une couleur qui correspond à la zone du front, votre troisième œil. Le violet calme vos pensées et développe votre intuition.*
- *Vous atteignez enfin le sommet de la montagne ! Vous arrivez dans une belle couleur blanche, un blanc lumineux qui correspond à votre septième chakra, situé au sommet de votre crâne. Le blanc vous offre un horizon serein, pur, immaculé… Il vous conduit au pays des songes, pour vivre une nuit récupératrice.*
- *Tout en haut de la montagne, vous prenez du recul, de la distance et de la hauteur. Vous êtes dans un état de détente très profond, ou probablement même en train de dormir…*

7 Les ancrages du sommeil

Ensemble, nous allons ancrer des affirmations positives qui vont s'inscrire en vous et renforcer les processus de sommeil et de régénération cellulaire.

« Jour après jour, nuit après nuit, mon sommeil s'améliore.

Je prends soin de mon sommeil, et mon sommeil prend soin de moi.

Je m'endors de plus en plus facilement.

Je dors en toute sécurité.

Mon sommeil est sain, naturel et reconstituant.

Je recharge mes batteries.

Je dors profondément d'un sommeil réparateur, et demain matin, je me réveillerai en forme et profiterai pleinement d'une nouvelle journée.

J'ai confiance en moi. Je m'accepte telle que je suis et j'apprécie qui je suis.

J'ai en moi le pouvoir de réaliser ce que je souhaite.

J'ai la capacité de transformer, de m'accomplir.

Je vais prendre soin de moi, de mon corps, de mon équilibre.

Je suis ouverte à ce que me propose la vie.

Je suis ouverte aux autres, à leur écoute.

J'ai la capacité à faire du bien autour de moi et d'aider les autres.

Je libère ma journée et me glisse dans un sommeil paisible. »

Je vous laisse poursuivre votre chemin du sommeil sur cette musique apaisante et ressourçante.

QUESTIONS-RÉPONSES

J'ai mal en bas du dos, que me conseillez-vous ?

Optez pour des chaussures confortables avec un petit talon. La chaussure doit soutenir toute la voûte plantaire. Il est aussi possible de recourir à une ceinture lombaire pour bien soutenir le dos. Afin de le soulager, car le bas du dos se cambre au fur et à mesure que votre bébé grandit, n'hésitez pas à pratiquer la bascule du bassin *(voir exercice page 66)*, en projetant cette zone du corps le plus possible vers l'avant. Enfin, si vous sentez des tensions au bas du dos, vous pouvez aussi pratiquer l'exercice dit du « pont-levis » pour étirer la colonne vertébrale.

- S'allonger sur le dos. Plier les jambes l'une après l'autre, les pieds écartés de la largeur du bassin et proches des fessiers.
- Inspirer et, sur l'expiration, ramener le nombril vers la colonne vertébrale, ce qui va décambrer la région lombaire.
- Inspirer, et en prenant appui sur les pieds, soulever le bassin, puis les vertèbres les unes après les autres, très progressivement, sur plusieurs cycles respiratoires (inspir-expir), afin d'arriver à soulever le haut du dos au maximum, le bassin toujours rétroversé.
- Redéposer la colonne au sol, vertèbre par vertèbre, l'une après l'autre, à partir du haut du dos, le bassin se posant en dernier.
- Relâcher et faire de 2 à 3 respirations. Si besoin, ramener les genoux sur la poitrine quelques instants.
- Recommencer l'exercice 3 fois.

J'ai des fringales. Que faire, car je prends trop de poids ?

Si vous avez faim, mangez, mais mangez utile ! Ne vous jetez pas sur n'importe quoi. Le fromage blanc 0 %, les yaourts blancs non sucrés, autant que vous voudrez. Deux œufs cuits durs, d'accord ! Une pomme, un pamplemousse, pourquoi pas ? Un grand verre d'eau ne peut faire que du bien. Mais ni sucre ni aliments sucrés sauf pour les occasions festives.

Mon bébé bouge tout le temps et dans tous les sens. Est-ce normal ?

Votre bébé continue à se développer et ses mouvements deviennent plus vigoureux. Ne soyez donc pas surprise s'il vous donne un coup dans les côtes, le ventre ou le périnée avec une forte intensité. Si cela vous gêne, voire vous fait mal, changez de position, cela devrait calmer un temps ses ardeurs.
Vous avez peut-être l'impression d'être frappée par plusieurs poings ou pieds, il s'agit en fait de ses mains, ses genoux, ses coudes et ses pieds.

Mais rassurez-vous, même si certains bébés sont plus calmes que d'autres, un bébé ne bouge jamais trop !

Est-ce que je peux encore voyager ?

En général, il convient de ne pas voyager loin à ce stade de la grossesse, car en cas d'accouchement prématuré, les risques encourus par le fœtus sont encore grands. Si vous le pouvez, c'est mieux de voyager avant...

Le 7e mois

Votre bébé a tellement grandi qu'il commence à être à l'étroit dans l'utérus, il va donc moins remuer à la fin du 7e mois. Certains jours, vous trouverez que le porter n'est pas de tout repos. Avant la dernière ligne droite, prendre soin de soi, et de lui, est plus que jamais d'actualité.

L'ÉVOLUTION DU FŒTUS

Les mouvements respiratoires sont maintenant ordonnés. Bien qu'encore immatures, les poumons de votre bébé sont bien développés. En outre, la myélinisation des nerfs commence : c'est la dernière étape prénatale de la maturation du cerveau qui continue à se développer à une vitesse fulgurante.

Il alterne les périodes de sommeil actif, de grande activité et de repos tout éveillé.

Les paupières s'ouvrent, la rétine devient fonctionnelle. Votre bébé commence à percevoir la lumière. Sensible aux sons, il le manifeste : il sursaute aux bruits de portes qui claquent, s'agite ou se calme selon les musiques que ses parents écoutent.

Il entend aussi votre voix et perçoit les vibrations graves de celle de son père. Par l'intermédiaire du liquide amniotique qu'il avale chaque jour, il découvre peu à peu le sens du goût. Il effectue de véritables galipettes. À la fin du 7e mois (30e semaine), il mesure 37 cm environ et pèse 1,5 kg.

CE QUI SE PASSE EN VOUS

Votre bébé continue de grandir, et votre corps, ce s'arrondir. Vous rencontrez peut-être divers désagréments, tels que des crampes, des hémorroïdes, des varicosités sur les jambes. **Votre bassin commence à s'élargir en vue du passage du bébé**. La pigmentation de la peau s'accentue au niveau des mamelons et de la ligne qui relie le nombril au pubis.

Vous vous dites parfois qu'il n'est pas de tout repos d'être enceinte... Mais bientôt, tous vos inconforts et vos questionnements seront effacés par la joie de la naissance de votre bébé.

AURAI-JE L'INSTINCT MATERNEL ?

Au fur et à mesure que passent les mois, vous vous focalisez sur l'après-naissance. Si vous faites un métier trop prenant ou qui ne vous convient pas, vous pensez peut-être même à changer de voie. Bien souvent, lors des visualisations, des images surgissent qui vous permettront, après la naissance, d'affiner ce nouveaux choix.

À cette période, surtout lorsqu'il s'agit d'un premier bébé, les femmes ont souvent peur de ne pas être à la hauteur, d'être une mauvaise mère. Allez-vous avoir ce fameux instinct maternel ? Ce dernier naît souvent chez la maman dès qu'on l'on lui pose le bébé sur le ventre. Instinctivement, elle sait le caresser, le tenir. Elle comprend ses besoins, ses pleurs, ses envies. Ces projections vers votre avenir en tant que mère s'accompagnent aussi de questions concernant l'allaitement. Sentez-vous libre par rapport à ce choix.

Ces projections vers votre avenir en tant que mère s'accompagnent aussi de questions concernant l'allaitement.

L'INTENTION DU MOIS : SE DÉTENDRE ET FAIRE LE PLEIN D'ÉNERGIE

À ce stade de la grossesse, je vous conseille de commencer la préparation classique et de continuer à faire des exercices de relaxation. **L'heure est plus que jamais à la détente !** Puisant à différentes traditions, orientales ou occidentales, certains des exercices proposés ce mois-ci vont toutefois encore au-delà, puisqu'ils vous invitent à mobiliser l'énergie vitale qui se trouve en vous. Parmi eux, certains, comme « Embrasser l'arbre » ou « Le prana », font partie de la relaxation dite « dynamique », qui repose sur une succession de gestes synchronisés avec la respiration et entrecoupés de phases de récupération-détente. Celle-ci se pratique debout et, par conséquent, permet de prendre conscience de son équilibre, de sa verticalité et aide à se poser, à (re)prendre sa place...

Mobiliser l'énergie vitale qui se trouve en vous.

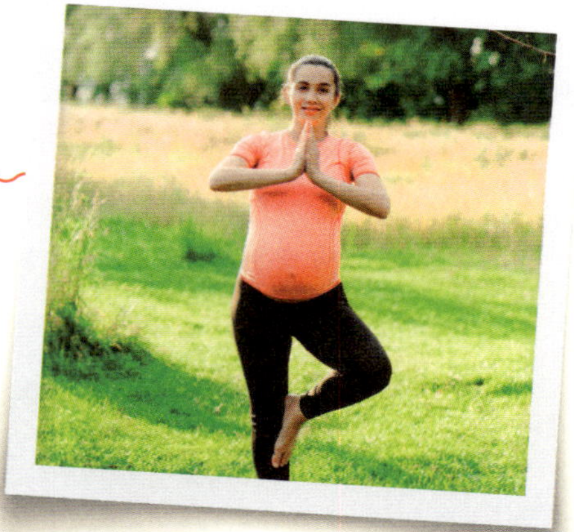

PROFITER DES BIENFAITS DES ARBRES

Dans mon travail quotidien avec les femmes enceintes, j'utilise beaucoup les visualisations des arbres pour développer la confiance en soi et la sécurité le jour de l'accouchement, au moment des poussées finales. Mais, si vous avez l'occasion de marcher dans la nature ou dans un parc, n'hésitez pas à profiter de manière directe de leurs bienfaits. Lorsque j'étais enceinte, je suis allée me promener au bois de Vincennes et là, j'ai posé mon ventre contre un tronc d'arbre. Quelques années après, je suis revenue avec mon fils dans ce bois et, de lui-même, il a posé sa tête contre cet arbre pendant un long moment, en disant : « Il est beau, cet arbre ! »

Pour partir à la rencontre d'un arbre, je vous propose une petite expérience :

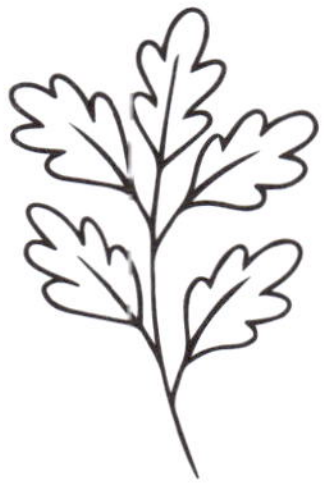

- *Laissez votre intuition vous conduire vers un arbre, faites-vous confiance.*
- *Puis restez debout à quelques mètres de lui et remerciez-le intérieurement de sa présence. Dites-lui les sentiments qu'il vous inspire.*
- *Asseyez-vous face à lui, ou bien posez votre ventre ou votre dos contre le tronc.*
- *Sentez l'énergie de bien-être pénétrer en vous. Vous êtes en connexion directe avec l'essence de la vie !*

EXERCICES PRATIQUES

Écoutez et pratiquez une détente complète. ♫ | 3

1 Embrasser l'arbre

Cette pratique s'effectue debout et permet un enracinement de tout le corps, des pieds jusqu'à la tête.

- *Prenez un instant pour faire le calme en vous et vous préparer intérieurement.*
- *En position debout, relâchez les épaules, le bassin et les genoux.*
- *Les pieds écartés de la hauteur des épaules, sentez bien vos appuis sur le sol.*
- *Enracinez votre corps, en imaginant que, sous vos pieds, se trouvent des racines qui se prolongent dans la terre.*
- *Gardez le dos droit, la nuque étirée vers le haut. Le sommet du crâne est connecté à l'énergie du ciel, comme tiré par un fil ; le menton est rentré, pour aligner les cervicales ; les jambes sont détendues, légèrement fléchies.*
- *Respirez lentement.*
- *Placez vos paumes de mains face au bas-ventre, comme si vous vouliez entourer un arbre et y puiser son énergie.*
- *Soyez un chêne !*
- *Relâchez les articulations des épaules et des coudes.*
- *Laissez votre corps et votre esprit se détendre.*

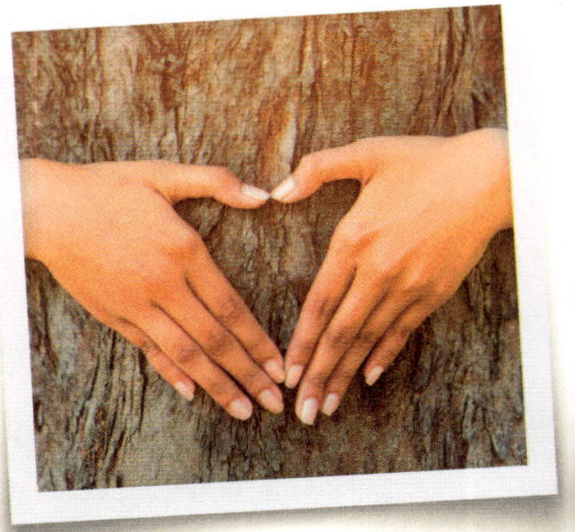

2 Le chauffage corporel

- *En position debout, respirer avec le ventre pour que celui-ci ait plus d'espace.*
- *Placer une main sous le ventre en dessous du nombril et une main au-dessus, comme pour créer un nid de douceur.*
- *Apporter de la chaleur au bébé.*
- *Inspirer, gonfler le ventre comme un nid de bien-être.*
- *Expirer, relâcher.*

3 La bulle de bien-être pour ouvrir le cœur

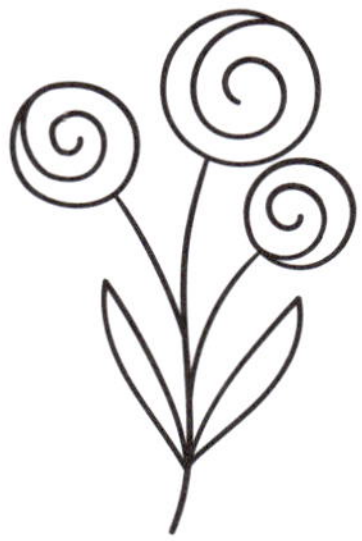

- *En position debout, inspirer, monter les bras à la verticale et s'étirer.*
- *Dessiner une bulle de bien-être devant soi et son bébé.*
- *S'étirer encore, ouvrir sa cage thoracique.*

L'ouverture de la poitrine, c'est aussi l'ouverture du cœur.

4 Le prana, apporter une boule d'énergie à son bébé

- *En position debout, inspirer, lever les bras pour ramener une boule d'énergie à son ventre.*
- *Sentir la chaleur sous les mains.*
- *Remplir son ventre de positivité, de bien-être.*

La lumière est maintenant à l'intérieur de vous. Vous êtes remplie d'énergie, recentrée, et votre bébé se sent en parfaite sécurité.

5 Ressentir l'énergie du dan tien

Le dan tien est un terme de référence dans le taoïsme. On peut le comparer à un chaudron. C'est l'endroit où s'opère une certaine alchimie : une accumulation et une mise à disposition de l'énergie. **Le dan tien se situe au niveau du bas-ventre, à la distance de deux doigts sous le nombril.**

Voici un exercice que je pratique au quotidien. Je vous conseille de le faire le matin en vous levant, ou le soir avant de vous coucher. Essayez de ne pas être dérangée pendant le temps de la pratique et, si besoin, avant de commencer, effectuez une relaxation globale, en relâchant tous les muscles du corps, de haut en bas. En dix minutes, vous obtiendrez des résultats. L'énergie sera renforcée au niveau du « dan tien ».

EN PRATIQUE

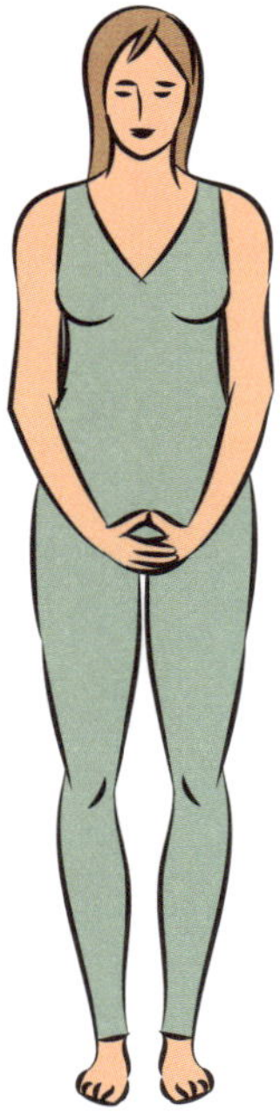

- *Se mettre debout, en position d'enracinement, les deux pieds écartés de la largeur du bassin.*
- *Poser la main gauche et la main droite (creux de la paume vers l'abdomen) l'une sur l'autre au niveau du bas-ventre, sur le dan tien.*
- *Inspirer, concentrer l'énergie sur le ventre. L'énergie pure qui entre à l'intérieur nourrit les organes, les muscles et le sang.*
- *Expirer, détendre l'ensemble du corps, de la tête aux pieds. Le corps et l'esprit évacuent les énergies impures, les tensions et les éléments négatifs.*
- *Répéter plusieurs fois cette opération.*
- *Installer le sourire intérieur, le sourire de Bouddha, sur son visage.*

6 Méditer en marchant

Tandis que la marche détend, favorise le lâcher-prise, balaie les pensées, la méditation en marchant, elle, vous aide en plus à demeurer en pleine conscience avec vous-même et avec ce qui vous entoure… **Elle améliore la concentration et détend tout votre corps**.

Voici comment procéder :

- *Commencez par porter votre attention sur la succession de vos mouvements, quand vous marchez : une jambe se déplace, puis votre pied se pose par terre.*
- *Sentez le poids de votre corps sur le sol.*
- *Soyez dans la conscience de chacun de vos pas.*
- *Prenez conscience que vous êtes en train de marcher.*
- *Au début, marchez lentement, puis augmentez la cadence.*
- *Prenez conscience du flux d'air qui entre et sort de votre nez, et sentez combien votre respiration est légère, naturelle, calme et paisible.*
- *Arrêtez-vous, regardez autour de vous et voyez comme la vie est merveilleuse : les arbres, les nuages blancs, le ciel infini. Écoutez les oiseaux, savourez la brise légère.*
- *Sentez vos pas devenir plus légers au fur et à mesure que vous marchez. Exprimez votre gratitude et votre amour à la Terre.*
- *Appréciez tous les pas que vous faites, chaque pas vous nourrit.*
- *Vous pouvez, si vous le souhaitez, utiliser un mot positif à chaque pas. En faisant 2 ou 3 pas pour chaque inspiration et 2 ou 3 pas pour chaque expiration, dites-vous mentalement les mots suivants :*
  - *À l'inspiration : « Je suis bien. » À l'expiration : « Mon accouchement va bien se passer. »*
  - *À l'inspiration : « Je suis ici. » À l'expiration : « Maintenant. »*
  - *À l'inspiration : « Je suis solide. » À l'expiration : « Je suis libre et positive. »*

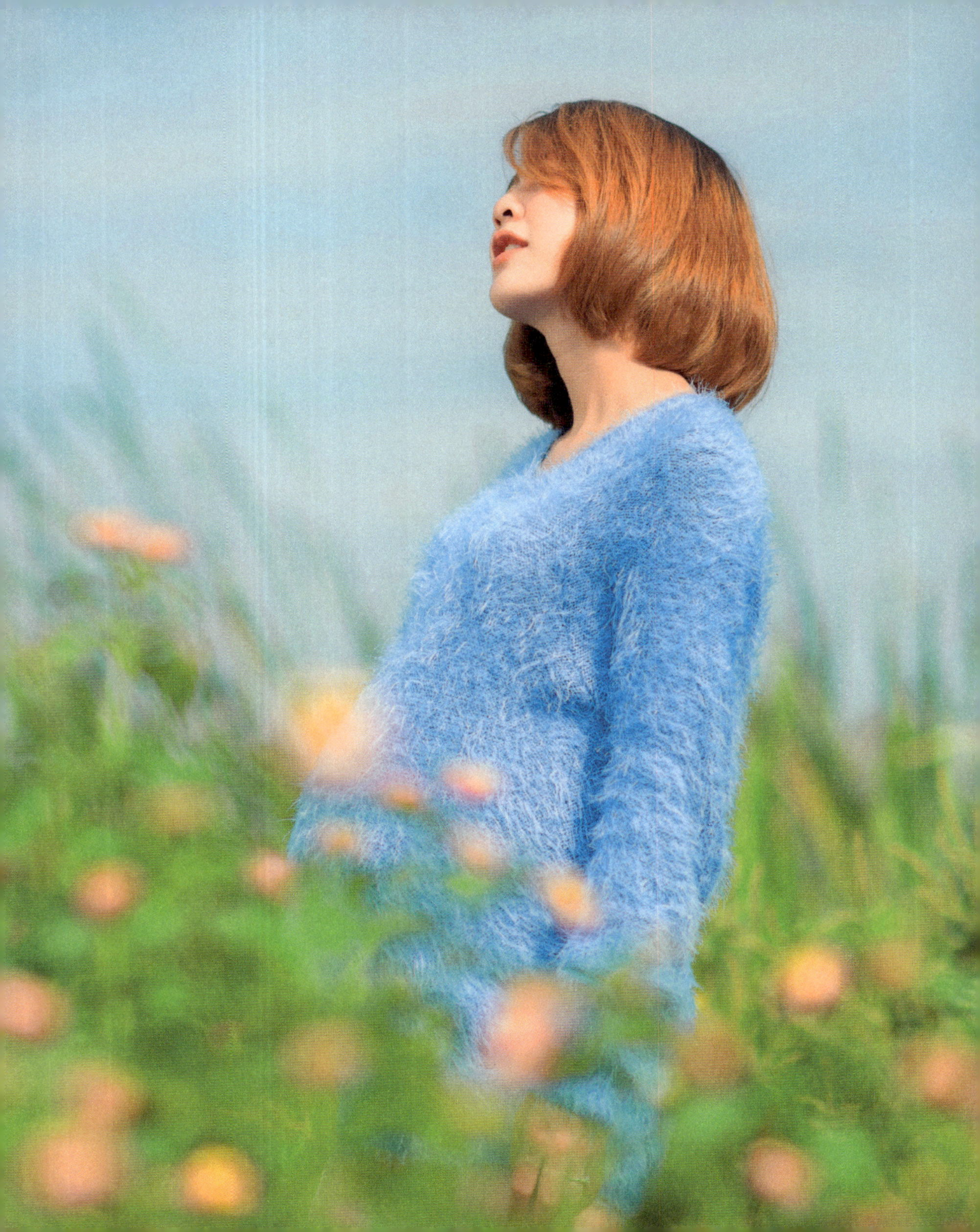

QUESTIONS-RÉPONSES

Comment prévenir un accouchement prématuré ?

Il faut bien surveiller son corps et ne pas aller au-delà de ses limites. La sophrologie est là aussi pour vous aider à être à l'écoute de vous-même, à ne pas trop tirer sur la corde, à prendre soin de vous et de votre bébé. L'activité physique doit rester modérée. Les situations de stress (travail, transport…) et les conflits relationnels sont à éviter. Enfin, la prévention d'un accouchement prématuré passe aussi par une surveillance médicale régulière.

Comment savoir si je grossis trop ou pas ?

Il n'y a pas de prise de poids idéale, la moyenne étant de 12 kg pour toute la grossesse. Si vous êtes très mince, vous pouvez en prendre un peu plus. En revanche, si vous êtes déjà enveloppée, votre médecin vous conseillera sans doute de faire attention et de consulter une diététicienne.

De façon générale, il convient d'adoptez un mode d'alimentation équilibré. N'abusez pas des sucreries. Elles font grossir et coupent souvent l'appétit, au détriment des aliments riches en nutriments (protéines, minéraux, vitamines…). Limitez aussi les graisses, ainsi que les plats en sauce, les fritures, les charcuteries, les pâtisseries. Mangez des fruits et des légumes, des céréales complètes, du pain complet, de la viande et du poisson. Des pauses alimentaires (un fruit, un yaourt) vers 11 h et vers 17 h permettront d'éviter les coups de barre.

Je suis anxieuse à l'approche de l'accouchement. Quel exercice de sophrologie me proposez-vous ?

Je vous suggère de respirer par le ventre avec une intentionnalité :

- Inspirez par le nez, gonflez le ventre comme un ballon et remplissez-vous de bien-être et de confiance en votre accouchement.
- Expirez par la bouche en chassant les sentiments négatifs et les appréhensions. Plus longue sera votre expiration, meilleure sera le lâcher-prise.
- Posez maintenant les mains sur votre diaphragme, au creux de l'estomac, et imaginez une belle fleur de tournesol sous vos mains.
- À chaque inspiration, gonflez le ventre et écartez les mains, à la façon d'une fleur qui s'ouvre, et laissez passer vos peurs. Libérez-vous !
- Soufflez, refermez la fleur et reposez-vous.

Les 8e et 9e mois

Le jour J approche… L'accouchement occupe de plus en plus vos pensées. Il va bientôt être l'heure de mettre en pratique tout ce que vous avez appris pour que la naissance se déroule du mieux possible. Dernier passage en revue !

L'ÉVOLUTION DU FŒTUS

Votre bébé boit en permanence le liquide amniotique qu'il déglutit ensuite, développant ainsi sa sensibilité gustative, son tube digestif et ses reins. Il urine beaucoup, il se retourne pour se retrouver la plupart du temps en position de plongeur, tête en bas, et prend de plus en plus de place ! Son système nerveux se développe régulièrement, de même que le cortex du cerveau. **Il est désormais sensible à la douleur et il apprend à réguler la température de son corps**. Son crâne n'est pas entièrement ossifié, les deux fontanelles, un espace entre les os, se fermeront plus tard, à la fin de la première année.

Ses ongles sont bien formés, les iris des yeux sont colorés, mais il faudra attendre plusieurs mois après la naissance pour qu'ils aient leur couleur définitive. De fait, tous les sens sont actifs, et votre bébé se prépare au premier contact avec la lumière du jour. À mi-chemin du 8e mois (34e semaine), il mesure 43 cm environ et pèse 2,2 kg. Dans 95 % des cas, il a la tête en bas, il est prêt à naître !

Tous les sens sont actifs, et votre bébé se prépare au premier contact avec la lumière du jour.

CE QUI SE PASSE EN VOUS

Le jour J est proche, et vous avez bien souvent hâte d'accoucher. Votre ventre est tendu, accentuant votre cambrure. La station debout prolongée est souvent fatigante, vous avez les jambes lourdes et, parfois, vous souffrez un peu d'œdèmes en fin de journée. Plus que jamais, ménagez-vous des plages de repos.

Vos seins sont tendus et lourds. Les glandes mammaires se développent et se multiplient en vue de la lactation. Certaines mamans auront déjà constaté un écoulement jaunâtre : le colostrum. Votre bassin est parfois douloureux. Les hormones de grossesse agissent sur les ligaments et les assouplissent. Les os deviennent plus mobiles pour laisser passer votre bébé.

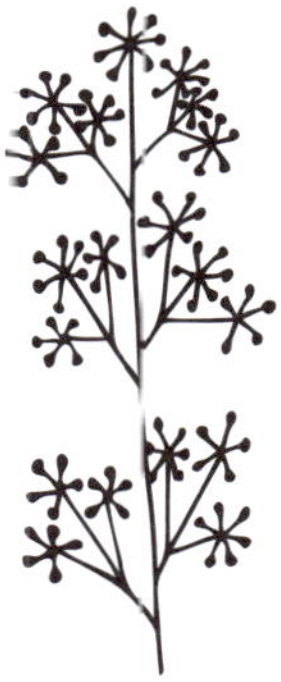

Vous vous êtes préparée pour accueillir votre enfant. Vous connaissez le chemin de la maternité et certains membres de l'équipe obstétricale. **Au cours du dernier mois, l'accouchement peut survenir à n'importe quel moment, alors tenez-vous prête ! Il est temps de préparer votre valise et celle de votre bébé**.

L'INTENTION DU MOIS : SE PRÉPARER À DEUX

La présence du conjoint à l'accouchement est désirée par la plupart des femmes enceintes. Le père a sa place en maternité. Il a un rôle très important à jouer. Il apporte à sa compagne son énergie, sa confiance. C'est aussi la naissance d'un père qui se déroule en salle d'accouchement.

Dès les premières contractions, il peut vous aider à prendre une douche, vous masser, et bien entendu, il vous accompagne à la maternité. **En salle d'accouchement, il crée un lien avec la sage-femme**. Il entre dans le rythme de l'accouchement, regarde le monitoring pour vous prévenir de la montée de la contraction.

C'est aussi la naissance d'un père qui se déroule en salle d'accouchement.

QUAND LE PÈRE S'IMPLIQUE...

Si votre conjoint a suivi des séances de relaxation avec vous, il sera susceptible de vous aider à vous recentrer sur votre respiration ou de vous encourager par des paroles positives : « Relaxe-toi, c'est bien, pousse encore, courage, détends-toi bien, desserre les mâchoires, ça ira mieux après. » Certains accompagnent en effet leur compagne lors de mes sessions de relaxation ; c'est excellent pour eux, pour leur détente et leur bien-être, et ils se sentent alors plus impliqués dans le processus de la grossesse. **Ce partage crée une complicité très forte dans le couple**. Cela renforce leur confiance dans tous les instants cruciaux du jour J.

Pendant mon accouchement, mon mari s'est placé derrière moi, il m'a soutenue en accompagnant ma respiration, en me réconfortant entre chaque contraction ou même en me massant le bas du dos. Il a su créer une relation symbiotique pour vivre avec moi cet accouchement en étant acteur, et non spectateur. Lorsque vous vous sentez aimée, caressée, encouragée, vous vous sentez plus forte pour affronter la douleur. Si l'équipe médicale le permet et que votre mari est partant, vous pouvez adopter cette position. Bien entendu, cette expérience n'est réalisable que si le papa s'est préparé avec vous et qu'il a suivi quelques séances de relaxation. Par la suite, il peut aussi participer aux premiers soins du nouveau-né, donner le premier bain à son enfant. Sa présence vous sera d'un grand soutien le jour J.

MON MESSAGE AU PAPA

Vous jouez un rôle important au cours de l'accouchement. Soutenir votre conjointe dans ce moment crucial, c'est lui montrer par vos paroles et par vos gestes que vous avez confiance en elle. Si vous le pouvez, restez à ses côtés pour qu'elle se trouve en sécurité et sente que vous protégez l'espace dans lequel elle va accoucher. Baissez les lumières, parlez doucement, utilisez des compresses chaudes, respirez avec elle, parlez aux infirmières. **Dites-lui que vous l'aimez. Vous pourrez ainsi la réconforter tout au long du travail**.

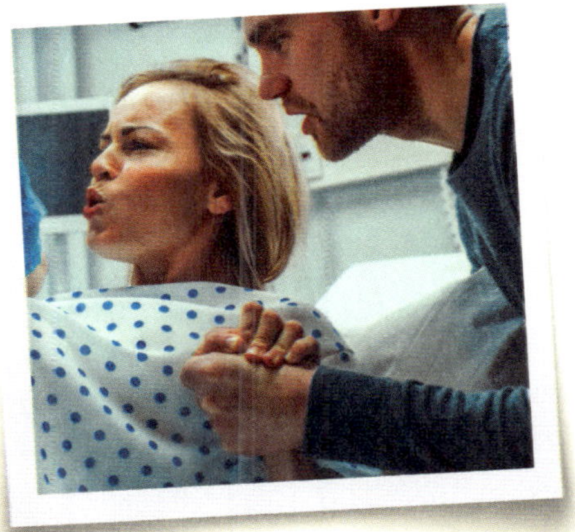

La technique de l'effleurage

L'effleurage consiste en un massage aussi léger que le toucher d'une plume. Si vous la pratiquez avec votre conjoint lors du dernier mois de votre grossesse, vous remarquerez alors combien cela renforce votre relaxation et vous aide à approfondir votre relation en vue de l'accouchement. Par la suite, on peut y avoir recours pour réduire la souffrance pendant le travail et rendre plus efficace la relaxation, en suscitant une sensation de plaisir à la surface de la peau. Cette technique peut aussi normaliser le rythme cardiaque et la tension artérielle. Elle accroît en outre la sécrétion d'ocytocine, l'hormone qui, entre autres, facilite le travail.

EN PRATIQUE

- *La femme s'allonge par terre, tandis que l'homme est confortablement assis près d'elle.*
- *Tous deux restent un moment les yeux fermés.*
- *L'homme commence à caresser la partie interne du bras de la femme à partir de la main jusqu'à l'aisselle. La caresse est très légère et effectuée avec les ongles de la main ou l'extrémité des doigts. Il est aussi possible de renforcer l'effet apaisant en parlant: « Quand je touche tes bras, laisse ton corps se relaxer et tes muscles se décontracter. »*
- *La femme, elle, peut imaginer à chaque effleurement qu'elle sécrète des endorphines qui circulent dans son corps et calment la douleur.*
- *Au bout de 5 minutes, l'homme passe à l'autre bras.*

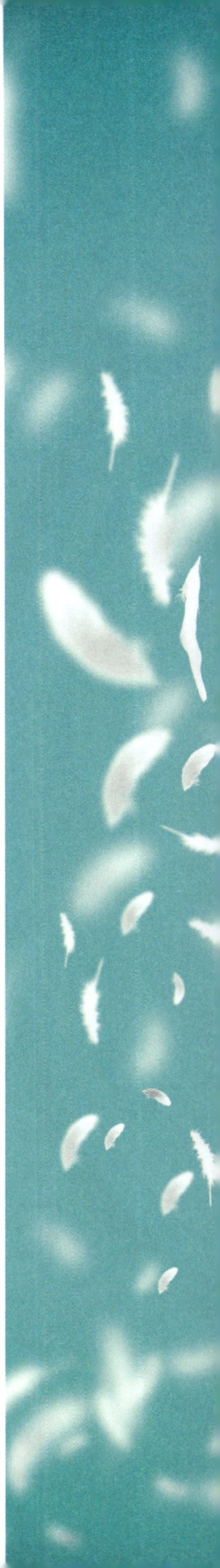

Cette technique vaut également pour d'autres parties du corps, y compris les paumes de mains, le cou, les épaules, les cuisses. Elle est aussi très efficace pour le dos, comme suit :

- *La femme est allongée sur le côté ou prend la posture de l'enfant en appuyant la tête sur des oreillers.*
- *L'homme effleure son dos en partant du cou, le long du dos jusqu'au sacrum.*
- *Chacun apprécie les sensations qu'il ressent.*

Un massage de la colonne vertébrale

Effectué d'une main ferme et apaisante par le futur papa, le massage qui suit peut contribuer à atténuer les douleurs pendant les contractions.

- *Poser la paume de la main droite sur le cou de la femme, du côté droit de la colonne vertébrale.*
- *Faire glisser lentement la main le long de son dos jusqu'au coccyx.*
- *Laisser ensuite la main gauche glisser vers le bas le long du côté gauche de sa colonne vertébrale.*
- *Procéder de la sorte plusieurs fois pendant 5 minutes.*

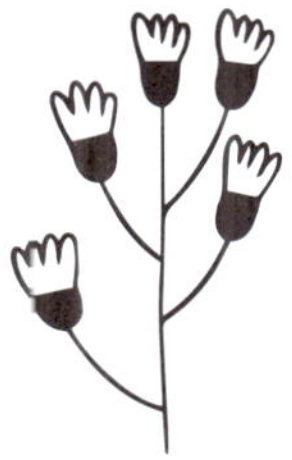

EXERCICES DE VISUALISATION
AVANT LE JOUR J

Grâce à la visualisation, vous allez vous préparer à bien vivre le déroulé complet de la naissance depuis l'arrivée des premières contractions jusqu'au moment de la sortie du bébé. Pour que le papa se sente aussi impliqué, n'hésitez pas à lui montrer ces visualisations et, si vous en ressentez le besoin, parlez-en ensemble. Faites cette séance en position assise pour être bien présente à vos sensations.

1 Démarrage du travail

« J'imagine le jour J, mes premières contractions arrivent.

Elles ne sont pas douloureuses. Je sais parfaitement les gérer.

Dès qu'une contraction arrive, j'inspire la contraction, puis j'expire longuement. Je plonge dans la vague.

Dès le départ, je me mets en condition pour vivre un bon accouchement.

Je masse mon plexus solaire dans le sens des aiguilles d'une montre pour me détendre et pour donner au bébé le signal que tout va bien se passer.

Je peux marcher, déambuler, prendre un bain, écouter mon CD de médit-action.

Pendant le travail, je relaxe tous mes muscles de la tête aux pieds. »

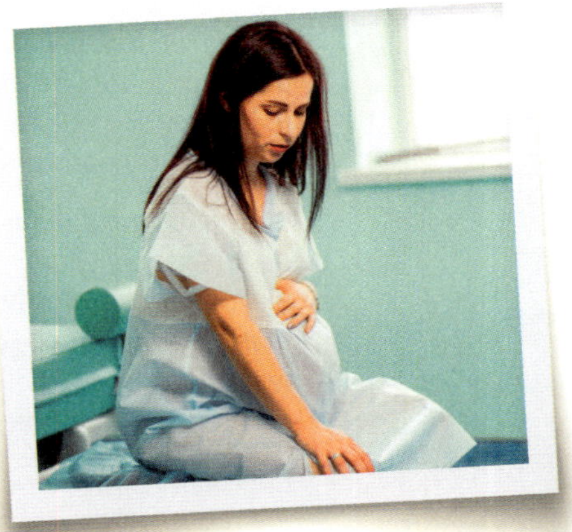

2 En salle d'accouchement

« Je me rends à la maternité lorsque mes contractions utérines sont plus rapprochées.

Mon conjoint me conduit en douceur à la maternité, et sa présence me rassure. Je suis contente que le jour J soit enfin arrivé.

À présent, je me vois allongée en salle d'accouchement. La sage-femme m'examine. C'est un vrai travail… Le col a commencé son effacement. Je me réjouis, mes contractions sont efficaces.

Mon corps est calme, et je me sens bien.

Mon mari, en regardant le monitoring, me prévient de la montée de la contraction. Cela me permet de me préparer, de me redresser vers le haut et de respirer en respiration complète ou en expiration active.

Sa voix me rassure. Il me demande de relâcher le visage, les épaules, les membres supérieurs, la nuque, le thorax, l'abdomen, le diaphragme, les muscles fessiers, les membres inférieurs.

Puis les contractions sont plus fortes, je me réfugie dans le fruit de mon choix. Quand je suis dans mon fruit, je me repose, je laisse passer la douleur.

À présent, mes contractions deviennent plus fortes sur le col de l'utérus, mais autour, mon corps est relâché.

Dès qu'une contraction arrive, c'est comme une vague qui enroule mon utérus, puis je plonge dans la vague dans une détente musculaire totale.

Je sens que mon utérus travaille beaucoup. J'ai besoin d'une respiration plus active, alors j'utilise la respiration soufflante par la bouche, comme si je soufflais dans une paille.

À tout moment, je me déconnecte du cadre médical et je ressors l'image mentale de mon paysage de détente.

À présent, je me visualise à la fin de l'accouchement au moment de la poussée finale.

Je ressors l'image de mon arbre qui me sert de soutien, d'appui. Cet arbre, c'est mon compagnon, qui peut être derrière moi au moment de la poussée. »

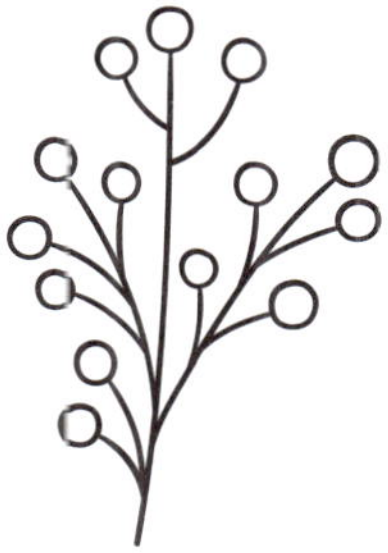

3 Pendant l'expulsion et la délivrance

« J'inspire quand la contraction arrive, quand la sage-femme me dit de pousser. Je pousse en rétention d'air pour donner de la force. Puis j'arrête de pousser, je souffle, je me détends. »

4 La sortie du bébé

« L'ouverture du col est de 10 cm. La sage-femme m'annonce que j'arrive dans la phase finale de dilatation.

La contraction monte, j'inspire, j'expire, j'inspire, je bloque et je pousse très fort, le ventre bien dur. J'expire lentement en continuant la poussée vers le bas, le ventre encore plus dur.

Je reprends l'air une deuxième fois, je bloque, je pousse fort en expirant très lentement une troisième fois.

Chaque contraction me rapproche de l'arrivée de mon bébé. J'ai toute l'énergie pour bien pousser.

À présent, je me vois en fin d'accouchement, je tends les mains pour prendre mon enfant.

Je suis si heureuse.

La sage-femme pose mon bébé sur mon ventre peau contre peau.

J'enregistre cette première photographie de la naissance de mon bébé qui reste gravée en moi.

Je démarre l'allaitement de mon bébé. Je ressens de la chaleur qui favorise la montée de mon lait. Mes seins sont gonflés de bon lait. J'ai confiance en moi. Mon bébé aime se nourrir à mon sein. Je garde ce sentiment de réussite et de chaleur pendant les heures à venir.

Pour me pénétrer pleinement de cette réussite, je l'inspire et je remplis mes poumons de cet air gorgé de bonheur et de satisfaction. Je retiens un instant cette bouffée d'optimisme en tendant mon corps et en serrant mes poings, mes mâchoires et tous les muscles du corps quelques secondes.

Et à l'expiration, j'envoie cette réussite, cette énergie positive à toutes les cellules de mon corps.

Mes cellules vont vivre cette réussite par anticipation. »

LES MOTS DE L'ACCOUCHEMENT

Qu'est-ce que le travail ?
Le travail, c'est en fait l'ouverture progressive du col de l'utérus, sous l'effet des contractions utérines, pour laisser passer l'enfant. Le col d'abord se raccourcit, puis s'efface. L'orifice du col s'ouvre ensuite ou s'élargit progressivement. C'est ce qu'on appelle la « dilatation du col ». L'ouverture de l'orifice est mesurée en centimètres, jusqu'à dilatation complète (10 cm).

Qu'est-ce que le faux travail ?
C'est une série de contractions utérines qui démarrent comme des vraies contractions, mais qui n'ont aucune efficacité sur le col. Elles peuvent durer plusieurs heures, puis disparaître. Le vrai travail est alors retardé de quelques heures, voire de quelques jours.

Qu'est-ce que l'ocytocine ?
C'est une hormone produite par l'hypothalamus, elle est sécrétée pendant le travail quand le fœtus agit sur le col de l'utérus en faisant se contracter le muscle utérin. L'ocytocine, en plus d'agir sur les contractions, stimule la lactation et contribue à développer l'instinct maternel.

La peur ou le stress sont des facteurs d'inhibition. Quand le travail n'avance pas, votre médecin peut vous prescrire de l'ocytocine pour stimuler votre utérus et déclencher l'accouchement. En stimulant vos mamelons, vous pourrez favoriser la sécrétion d'ocytocine et accroître la fréquence de vos contractions.

Qu'appelle-t-on l'expulsion ?
Lorsque la dilatation est complète et que le bébé est suffisamment descendu, la mère ressent l'envie de pousser, ce qui marque le début de la phase d'expulsion. Ensuite, la maman se laisse guider par la sage-femme, qui lui indique à quel moment il faut pousser. Lorsque le bébé sera prêt à sortir, il faudra au contraire arrêter de pousser.

Qu'est-ce que la délivrance ?
C'est l'expulsion du placenta et des membranes, 15 à 20 minutes après la sortie de l'enfant. Le placenta se décolle de l'utérus grâce à quelques contractions, et la sage-femme peut ensuite appuyer avec sa main sur le fond utérin pour exercer une pression qui chasse le placenta hors du vagin.

JOUR J ! PREMIÈRES CONTRACTIONS À LA MAISON

Toutes les futures mamans ont peur de ne pas réussir à reconnaître les « bonnes » contractions, celles qui permettent la dilatation du col de l'utérus et indiquent que la naissance est imminente. Elles sont plus régulières et plus intenses que celles ressenties lors des dernières semaines de la grossesse. Dès l'arrivée des premières contractions, gardez votre calme, c'est capital ! Vous avez appris plusieurs exercices pour apaiser vos émotions, notamment la visualisation du lac *(voir page 56)*, et je vous en livre encore d'autres ci-dessous…

1 Dénouer le plexus solaire

Accordez-vous une pause-détente en dénouant votre plexus solaire, le centre de vos émotions.

- *Posez vos deux mains sur votre plexus solaire : cette zone est située entre les côtes, au niveau du thorax, au creux de l'estomac.*

- *Effectuez un automassage circulaire dans le sens des aiguilles d'une montre, puis dans le sens inverse, partant du plexus solaire et irradiant toute la structure abdominale…*

Cette manœuvre va vous aider à relâcher toutes les tensions et les premières émotions du démarrage de l'accouchement.

2 Visualisation de la pluie d'or ♫ | 10

Après les gestes de détente qui précèdent, la projection mentale qui suit aidera votre système nerveux à se réguler.

- *Visualisez sur votre plexus solaire une fleur de couleur jaune, la couleur calmante du système nerveux.*
- *Lorsque vous inspirez, imaginez que votre fleur jaune s'ouvre et vous libère de toute pensée négative. Cette fleur s'ouvre doucement et, ce faisant, laisse passer votre fatigue votre stress.*
- *Imaginez ensuite une pluie d'or bienfaisante et ressourçante se répandre au cœur de cette fleur, au centre de votre plexus solaire. Cette pluie d'or se diffuse dans toutes vos cellules, autour du ventre, comme pour donner au bébé le message que tout va bien se passer.*

Cette pluie d'or se diffuse dans toutes vos cellules, autour du ventre...

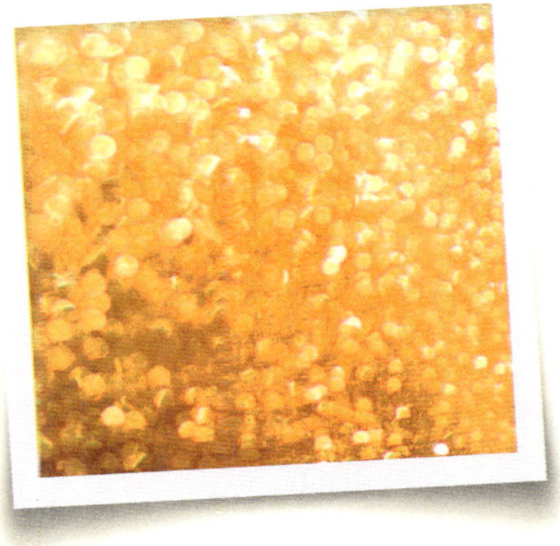

3 Comment respirer ?

Commencez par faire la détente complète. ♫ | 3

- *Dès que la contraction arrive, inspirez-la.*
- *Faites une douce tension des muscles du corps.*
- *Expirez lentement par la bouche en évacuant les douleurs, en plongeant dans la vague de la contraction, en expulsant la tension le plus loin possible.*
- *Inspirez le positif, et expirez le négatif, comme vous l'avez vu avec la respiration synchronique (page 47).*

MON CONSEIL

Chanter favorisera votre détente le jour J. Les sons graves auront un effet antalgique sur le bassin. Et au moment des contractions, ils vous aideront à dilater le col de l'utérus et à accompagner la sortie de votre bébé.

IL EST TEMPS DE PARTIR…

Lorsque les contractions s'accélèrent, vous décidez du moment où il faut quitter la maison et vous rendre à la maternité. C'est l'association « contraction + douleur + régularité » – toutes les 5 minutes pendant 30 secondes depuis 2 heures – qui donne le signal du départ. Le muscle utérin se contracte, et une petite voix intérieure vous dit que c'est le moment !

Pendant le trajet, pour insensibiliser le col, imaginez un petit rayon de soleil posé sur votre main bien chaude. Posez votre main sur le ventre, puis le bas-ventre. La chaleur élimine la douleur.

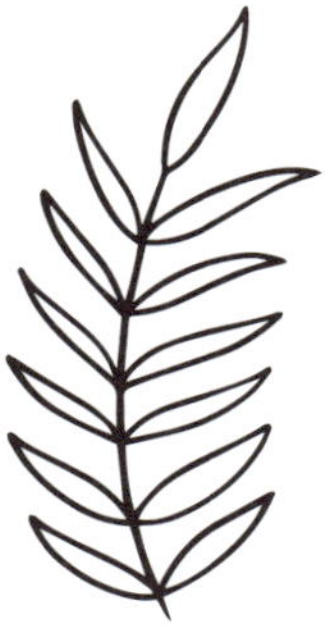

JOUR J ! DANS LA SALLE D'ACCOUCHEMENT ♫ | 5, 6, 7

Dès l'arrivée en maternité, pour vous ressourcer, vous pouvez visualiser votre paysage de détente ou un lac tranquille *(page 56)*. Pour apaiser la douleur, ce sont la visualisation du fruit *(page 73)* ou celle du soleil *(ci-dessous)* qui vous soutiendront.

1 Visualisation du soleil

Elle peut être très utile pour soulager certaines contractures musculaires (mollets, trapèzes) lors de l'accouchement. La notion de chaleur va en effet vous rassurer, de même qu'elle va calmer, apaiser et dilater la douleur.

- *En position allongée, imaginez un rayon de soleil qui se pose sur vous et réchauffe votre ventre.*
- *Allez chercher cette énergie du soleil et ramenez-la ici et maintenant, dans votre ventre.*
- *Votre front est frais.*
- *Une douce chaleur tombe sur vos épaules.*
- *Votre bras droit est chaud et lourd.*
- *Votre bras gauche est chaud et lourd.*
- *Votre jambe droite est chaude et lourde.*
- *Votre jambe gauche est chaude et lourde.*
- *La chaleur élimine toute douleur.*

2 La respiration complète ♫ | 2

Votre souffle diffuse une énergie positive dans toutes les cellules de votre corps. Pendant le travail, il sera votre meilleur allié pour rester calme, confiante et pleine d'énergie. **La respiration complète vous permettra de mieux vous détendre pendant les contractions et apportera une meilleure oxygénation à votre bébé**. Elle libère l'énergie au niveau du cœur et du diaphragme ; elle agit sur tout le système nerveux et apporte une profonde sérénité. Cette respiration doit accompagner chaque contraction. Une contraction se présente comme une vague. Elle démarre lentement, monte, atteint son maximum, puis décroît.

EN PRATIQUE

- *Lorsque la contraction arrive, inspirez profondément en détendant les muscles abdominaux et en plaçant bien l'air dans l'utérus, afin d'oxygéner correctement le bébé pendant la contraction.*
- *Lorsque la contraction est maximale, retenez votre respiration 5 secondes, puis expirez lentement sur la phase décroissante durant 10 secondes, en plongeant dans la vague de la contraction.*
- *Entre chaque contraction, vous pouvez faire une détente complète (page 54) pour récupérer l'énergie et garder votre calme.*

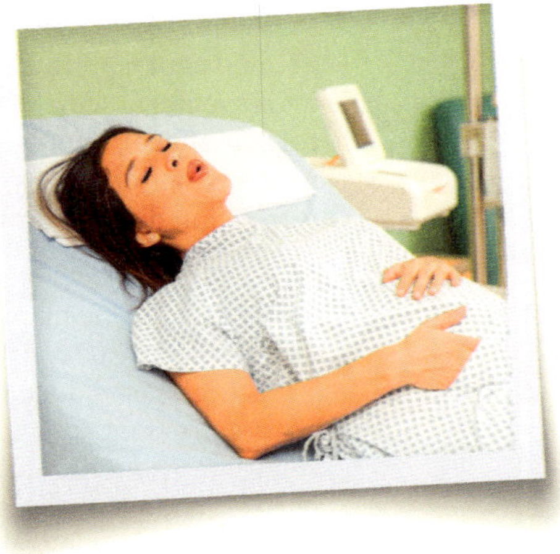

JOUR J ! LA NAISSANCE APPROCHE…

Avec l'expulsion suivie de la délivrance vient la phase « sportive » de l'accouchement. Vous devez alors être active et pratiquer les respirations de poussée finale au moment de la contraction. Vous devez être à dilatation complète pour pousser, et le bébé doit s'être engagé dans le bassin et être bien descendu. Si le bébé est trop haut, vous allez vous épuiser en poussant trop tôt. Il existe aussi un risque de mal pousser et de créer des pressions au niveau de la vessie. N'hésitez pas à visualiser un arbre *(page 75)* qui soutiendra votre effort…

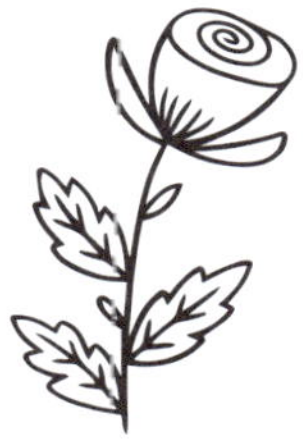

« INSPIREZ, BLOQUEZ, POUSSEZ »

Cette respiration est à utiliser s'il faut pousser en force, au moment de la poussée qui va permettre au bébé de sortir. Elle raccourcit le temps de l'expulsion, en augmentant la force de l'utérus. Mais si on y recourt pendant toute l'expulsion, on risque de perdre son souffle, et la poussée ne sera pas efficace. De plus, le périnée peut souffrir. L'idéal est de pousser quand vous en ressentez vraiment l'envie (à condition que tout le col soit effacé), et que cette envie est incontrôlable. Les mamans qui ont une péridurale sont aidées par cette respiration dirigée, car elles ne ressentent pas toujours ce besoin de pousser.

L'idéal est de pousser quand vous en ressentez vraiment l'envie.

Je propose aux mamans de souffler dans un ballon afin de bien sentir la contraction des abdominaux, ainsi que la puissance de la contraction demandée. La façon de respirer est très importante. Après l'inspiration vient une expiration lente et forcée en contractant les muscles abdominaux. Les lèvres se touchent légèrement pour économiser le souffle expiré. Puis on reprend une nouvelle inspiration profonde pour oxygéner le bébé.

LA RESPIRATION SOUFFLANTE

Vous pourrez aussi utiliser cette technique lors de la poussée finale. Cette respiration est douce et peut être intéressante pour éviter un dégagement brutal de la tête du bébé et une éventuelle épisiotomie.

* *Imaginez que vous avez devant vous une bougie dont vous voulez faire vaciller la flamme sans vouloir l'éteindre.*
* *En cas de douleur, plus la contraction est intense, plus la bougie s'éloigne, vous obligeant ainsi à souffler plus fort, mais en essayant de maintenir l'expir.*
* *« Inspirez, bloquez et poussez » en soufflant tout doucement sur la bougie.*
* *Prenez conscience de votre col qui s'ouvre et de votre bébé qui descend.*

QUESTIONS-RÉPONSES

Quand faut-il se rendre à la maternité ?

- **La rupture de la poche des eaux** indique qu'il faut se rendre sans tarder à la maternité, car il peut y avoir souffrance fœtale. La quantité de liquide amniotique perdue varie alors de ½ litre à 1 litre. Si vous ne perdez pas les eaux à la maison, le personnel soignant percera la poche dès votre arrivée à la maternité.
- **Les contractions utérines** deviennent plus intenses, plus régulières que pendant la grossesse. On attend qu'elles soient rythmées toutes les 5 minutes pendant 1 ou 2 heures, et que la durée de chacune soit de 30 à 40 secondes.
- **La perte du bouchon muqueux** survient en même temps que les premières contractions utérines ou parfois avant celles-ci. C'est une émission de pertes glaireuses, épaisses, de coloration grisâtre, parfois mêlées de sang. En l'absence d'autres signes, elle ne nécessite pas nécessairement de se rendre à la maternité, car elle se produit parfois plusieurs jours avant l'accouchement.

Qu'est-ce que j'emporte dans ma valise ?

- **Les papiers :** carte d'identité, livret de famille, carte Vitale, carte de la mutuelle, carte de groupe sanguin, bilan péridural.
- **Pour la maman :** chemise de nuit (ouverte devant si vous allaitez) ; slips à usage unique (pratique) ; deux soutiens-gorge d'allaitement ; coussinets d'allaitement (choisir plutôt un modèle jetable en coton ; pour la maison, il existe aussi des coussinets en coton lavables) ; nécessaire de toilette ; thermomètre (car vous prendrez votre température tous les jours) ; brumisateur pour vous rafraîchir en salle d'accouchement.
- **Pour le bébé :** brassières en coton ; brassières en laine ; chaussons ; grenouillères ; bavoirs ; petite brosse à cheveux. La maternité fournit parfois une liste du linge nécessaire pour le bébé. Pendant votre séjour, elle peut aussi vous prêter des affaires.

Existe-t-il une posture d'accouchement à privilégier ?

Chaque maman choisira la sienne et bien souvent le jour de l'accouchement, si la maternité dans lequel elle accouche le permet… En dehors de la position dite « gynécologique », allongée sur le dos, les pieds dans les étriers, le plus souvent pratiquée, voici d'autres options :

- **Debout.** Restez debout et marchez. Prenez appui contre le mur lors des contractions. Votre compagnon peut passer ses bras sous vos aisselles pour vous soutenir.

- **Assise.** Asseyez-vous à califourchon sur une chaise et placez un oreiller entre votre ventre et le dossier de la chaise pour protéger votre abdomen. Passez ensuite les bras par-dessus le dossier. Penchez-vous vers l'avant pour libérer le coccyx et le sacrum. Écarter les jambes sur une chaise élargit le pelvis. En outre, cette position enlève la pression sur votre dos et offre la possibilité à votre accompagnateur de vous masser.

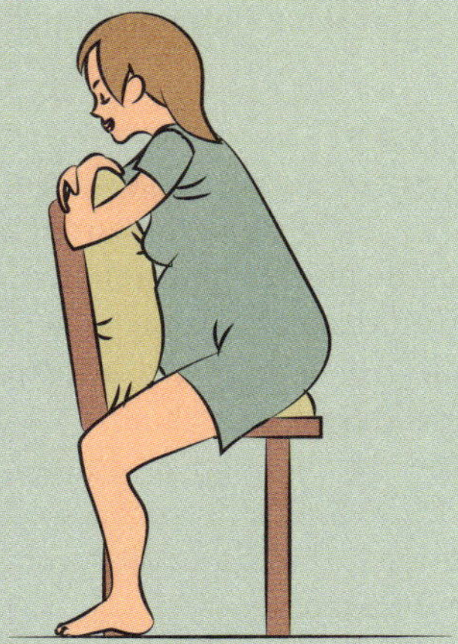

- **Semi-assise.** Les lits des hôpitaux dont le haut peut se relever permettent d'adopter facilement cette position. Toutefois, si le lit n'est pas mobile, vous pouvez mettre des coussins derrière vous ou vous aider du père en vous asseyant entre ses jambes.

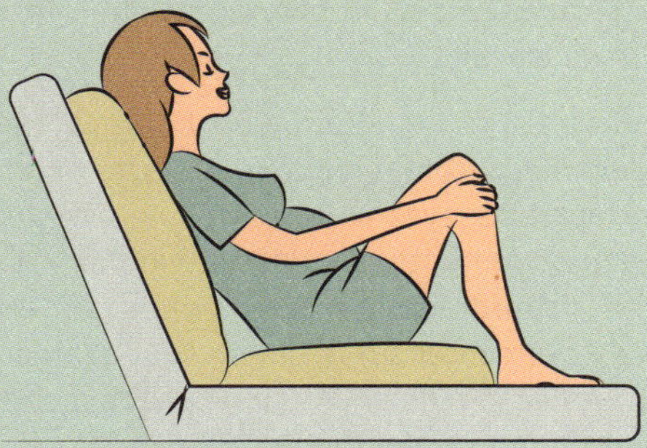

- **À quatre pattes ou agenouillée.** À quatre pattes, buste relevé, posez les bras sur un appui (barre du lit, par exemple) lors des contractions. Agenouillée, appuyez-vous sur un fauteuil ou aux jambes de votre conjoint. Ces positions atténuent la douleur, car le poids de l'utérus appuie moins sur le sacrum. Elles soulagent aussi le bas du dos, d'où leur intérêt pour les femmes qui ont mal aux reins. Elles offrent également la possibilité à votre conjoint de vous masser. Le ventre est libre, la rotation du bassin plus facile. Le bébé peut se mouvoir plus aisément. N'hésitez pas à balancer votre bassin de chaque côté, vous l'aiderez ainsi à progresser.

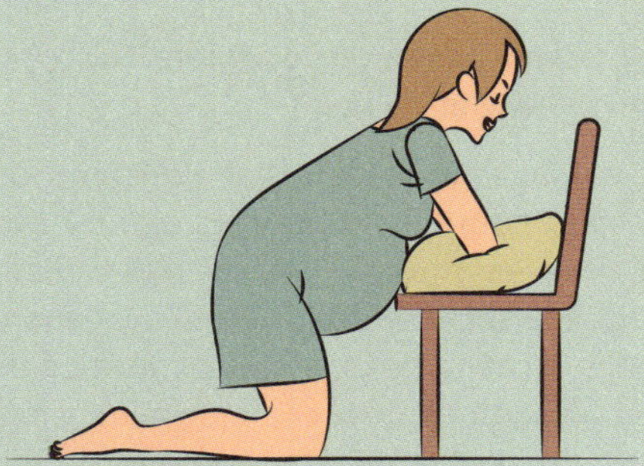

Est-ce que je pourrai me détendre dans l'eau le jour J ?

Les naissances dans l'eau sont rares en France, à la différence de ce qui se passe en Grande-Bretagne ou en Belgique. Cependant, les maternités sont de plus en plus nombreuses à proposer aux futures mamans de se détendre dans une baignoire avant d'accoucher. L'immersion dans une eau chauffée à 37° C permet en effet de diminuer la douleur des contractions et de limiter le recours à l'épisiotomie. En outre, le temps de dilation du col dans l'eau est plus rapide.

La relaxation sur un ballon est-elle efficace lors du travail ?

Vous pouvez vous aider du ballon de gym pour vous détendre et vous soulager pendant le travail. Asseyez-vous dessus en effectuant des mouvements circulaires avec le bassin, cela détendra toute cette zone. Des exercices à effectuer sur le ballon sont également conseillés lors de la préparation à l'accouchement pour assouplir le bassin.

J'aimerais me passer de péridurale. La sophrologie va-t-elle m'y aider ?

Oui, car la sophrologie est une méthode antistress naturelle et va vous aider à avoir confiance en vous, à générer des pensées positives, à sécréter des endorphines euphorisantes et calmantes. Le cerveau ne fait pas la différence entre le réel et l'imaginaire. Le fait d'avoir visualisé à l'avance le déroulé de votre accouchement vous apportera un sentiment de force et de sécurité qui reviendra le jour J. La sophrologie vous aidera ainsi à être actrice de votre accouchement.

Quels sont les avantages de l'allaitement maternel ?

Je conseille de mettre l'enfant au sein dans l'heure qui suit la naissance, car le colostrum est très utile au nouveau-né, agissant comme un excellent purgatif. La composition du lait maternel est idéale pour la croissance. Il contient tous les nutriments essentiels. Les apports du lait maternel fournissent au bébé tout ce dont il a besoin pour se développer et renforcer ses défenses.

Au-delà de ces bienfaits, l'échange lors de la tétée est un moment privilégié pour la mère et l'enfant. Allaiter, c'est bon pour la maman et le bébé ! Cependant, sentez-vous libre d'allaiter ou non. C'est vous qui choisissez ! Et si vous ne désirez pas allaiter, avertissez votre médecin, qui vous prescrira un traitement destiné à éviter la montée de lait.

Après mon accouchement, quand vais-je me lever et remarcher ?

C'est votre médecin qui vous le dira. Tout dépend de votre état général. Quand tout va bien, on peut se lever quelques heures après l'accouchement. Ce lever précoce offre de nombreux avantages : la circulation sanguine est favorisée, l'intestin et la vessie reprennent leur fonctionnement habituel plus vite.

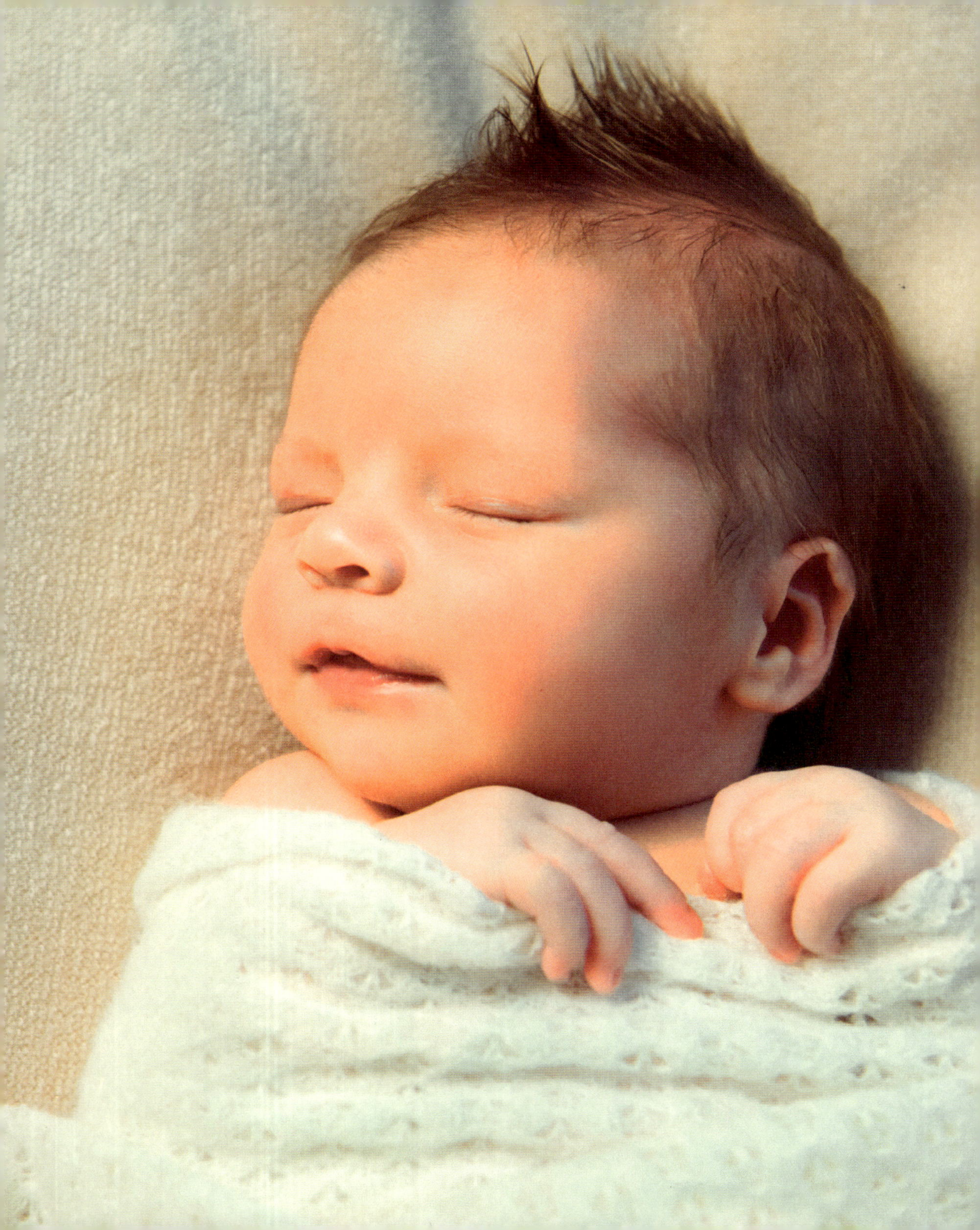

Le 4e trimestre

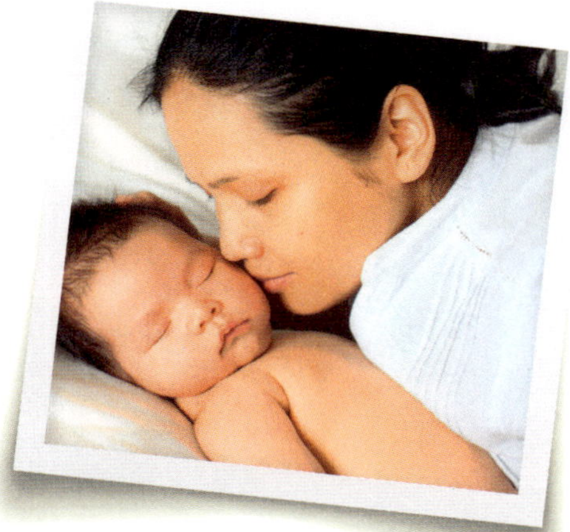

Votre enfant est né, et vous êtes très heureuse ! Votre séjour à la maternité est l'occasion de poser toutes les questions qui vous préoccupent aux sages-femmes et aux auxiliaires de puériculture.

UNE PÉRIODE DE TRANSITION

Faites attention aux visites qui peuvent être fatigantes, surtout lorsque vous allaitez. Vous avez aussi besoin de vous retrouver avec votre compagnon et votre bébé, de vivre le mieux possible ces premiers jours tellement magiques.

Au retour de la maternité, vous éprouverez peut-être un moment d'inquiétude, voire de panique, si vous vous retrouvez seule pour la première fois face à votre bébé. C'est tout à fait normal. **Mon conseil de maman est qu'il faut se faire confiance, vous serez une bonne mère.** Et, avec le temps, vous vous remettrez de la fatigue de l'accouchement et du manque de sommeil… en vous accordant le repos nécessaire !

LES CONTRACTIONS POSTNATALES

Pendant un ou deux jours après l'accouchement, il est possible que se manifestent des contractions alors que l'utérus retrouve lentement sa taille normale. Ces contractions se font souvent sentir pendant l'allaitement au sein, parce que l'hormone naturelle qui stimule la lactation, l'ocytocine, incite aussi l'utérus à se contracter. Si ces sensations sont trop violentes, pratiquez l'exercice suivant :

- *Inspirer en gonflant le ventre comme un ballon.*
- *Expirer longuement en évacuant la douleur des contractions. Remercier l'utérus pour son magnifique travail, pour avoir nourri et mis au monde votre bébé.*
- *Inspirer à nouveau et, à chaque expiration, sentir le souffle circuler dans cet espace sacré, d'où vient de sortir le bébé.*

Bien sûr, votre ventre n'est plus le même. Il est encore tout mou. Mais vous le remusclerez dans les semaines à venir. Pour l'heure, les respirations abdominales vous aident à être présente à votre ventre et à l'accepter tel qu'il est.

Ces contractions se font souvent sentir pendant l'allaitement au sein.

LE RENFORCEMENT DES LIENS AVEC LE BÉBÉ

La communication après la naissance permet au bébé de se sentir en sécurité dans le maintien du lien d'amour. S'il ne recevait aucune information, le sentiment d'abandon apparaîtrait très vite, générant des angoisses pour la suite de sa vie. Vous, parents, vous allez établir des relations avec lui par la parole, la vue et le toucher. Des liens importants commencent ainsi à se former dans les premières minutes et les premières heures qui suivent la naissance.

Par le regard. Essayez de rester avec votre bébé pendant les premières heures suivant sa naissance, pour savourer ces premiers moments merveilleux en sa compagnie. Comme le disait Françoise Dolto : « À la naissance, chaleur, odeur, bruits du cœur maternel et voix parentale donnent à l'enfant un sentiment de réassurance. »

> "À la naissance, chaleur, odeur, bruits du cœur maternel et voix parentale donnent à l'enfant un sentiment de réassurance."
>
> Françoise Dolto

Dès les premiers instants où votre enfant est blotti contre vous, communiquer avec lui aide les neurones à se connecter. Votre premier regard lui dit qu'il existe. Dès sa naissance, le bébé est capable de discerner les émotions : joie, étonnement, tristesse. Bien sûr, il préfère un visage souriant et se détourne d'un visage coléreux ou triste. Lors des premiers échanges avec votre bébé, vous allez ressentir de l'amour, des émotions intenses. Tout en le tenant dans vos bras, vous plongerez votre regard dans ses yeux et vous tomberez amoureuse de lui. Cet échange de regards lui donne vie autant que son souffle.

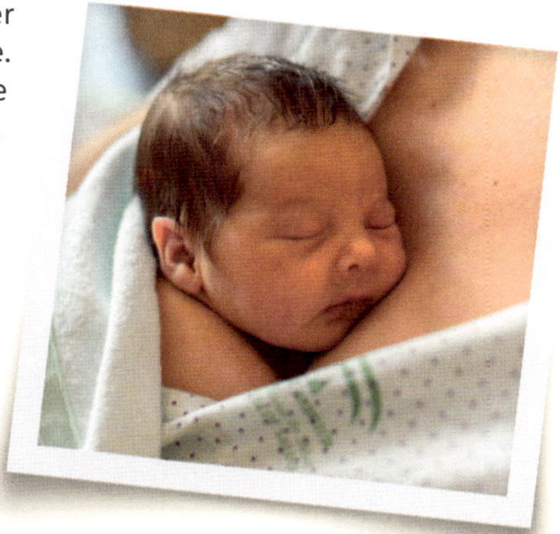

Par le toucher. Les nouveau-nés ont besoin de contact physique pour parvenir à un développement physique et affectif équilibré. Serrez votre bébé tout contre vous autant que possible. Il est nourri par la chaleur de votre corps. Les bébés que l'on touche avec amour ont un système nerveux plus stable, une défense immunitaire plus forte et un système digestif de meilleure qualité. Câlinez votre bébé le plus possible, caressez-le, bercez-le, rassurez-le dès sa naissance. Des chercheurs de l'université de Miami ont par ailleurs observé que, si l'on masse tous les jours des prématurés dans des unités néonatales de soins intensifs, ils grossissent plus vite et quittent l'hôpital plus tôt.

Par la voix. Un bébé reconnaît votre voix en premier. Parler et interagir avec lui l'aidera à développer son langage le moment venu, et, surtout, c'est pour lui comme une nourriture. Exposer un bébé à une grande variété de sons accélère en outre le développement de son système nerveux. De retour de la maternité, offrez-lui d'écouter des comptines (par exemple la chanson Tout Doux ♫ | 8). Chantez, lisez de la poésie, racontez des histoires. Et quand ce sera le moment pour vous, faites régulièrement des promenades à pied afin que votre bébé puisse jouir de la nature : le chant des oiseaux, le murmure des ruisseaux, le bruissement des feuilles dans le vent...

MES CONSEILS

Prenez grand soin de vous
Le repos doit être votre priorité absolue. Il est essentiel que vous mainteniez un équilibre entre les besoins de votre corps et ceux votre esprit, afin de donner le meilleur de vous-même à votre bébé.

Méditez le plus souvent possible ♫ | 1 et 2
Par exemple, si vous vous levez la nuit pour nourrir votre bébé, profitez de l'allaitement pour faire votre méditation en vous concentrant sur le souffle.

Prenez l'habitude de vous masser chaque jour, ainsi que votre bébé, avec de l'huile tiède, en accordant un soin particulier à votre ventre.

L'ALIMENTATION DE LA MAMAN ET DU BÉBÉ

Après l'accouchement, pour ménager votre système digestif, donnez la préférence aux aliments simples et nourrissants tels que les potages, les légumes à la vapeur, les fruits, les yaourts au lait de brebis, au lait de chèvre... Veillez à toutefois avoir un régime équilibré, avec un taux suffisant de protéines animales et végétales, de lipides, de vitamines. **Continuez à boire beaucoup de liquide, des jus de fruits frais et des tisanes, surtout si vous allaitez.**

L'HEURE DE LA TÉTÉE

Le temps du repas est un moment privilégié entre vous et votre bébé, un moment où vous donnez beaucoup d'amour. La communication entre vous deux est alors intense. Que vous le nourrissiez au sein ou au biberon, serrez votre enfant tout contre vous, afin que vous soyez ventre contre ventre. Regardez-le dans les yeux et envoyez-lui des messages affectueux. Après l'avoir enlacé, sentez votre ventre qui se gonfle et se dégonfle contre son corps, sentez ce nouveau-né se fondre en vous, sentez votre amour irradier vers lui pendant que vous l'allaitez. Vous pouvez aussi lui parler, lui caresser la tête... Le plaisir de la succion est si important pour lui ! Mais c'est votre calme, votre tendresse, votre amour qui vont le sécuriser. Le lait maternel, il est vrai, renforce les défenses immunitaires. Mais si l'allaitement s'avère difficile, ne vous sentez pas coupable ou anxieuse. **Les sentiments exprimés au cours de la tétée, au sein ou au biberon, comptent davantage que le mode d'alimentation choisi.** Ils sont de première importance dans l'attachement du bébé à sa mère.

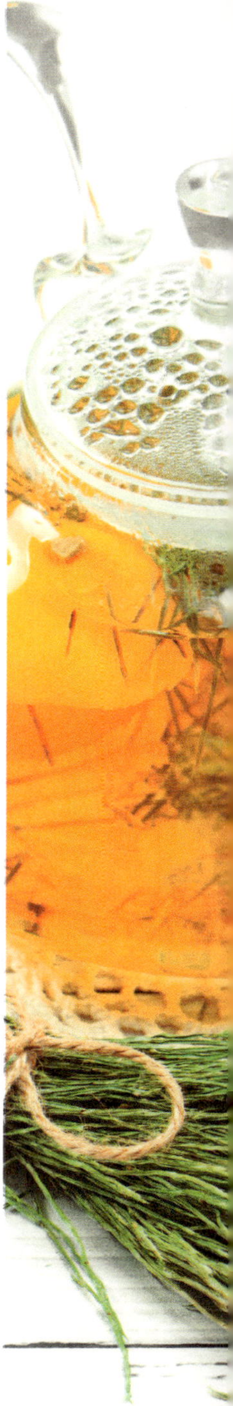

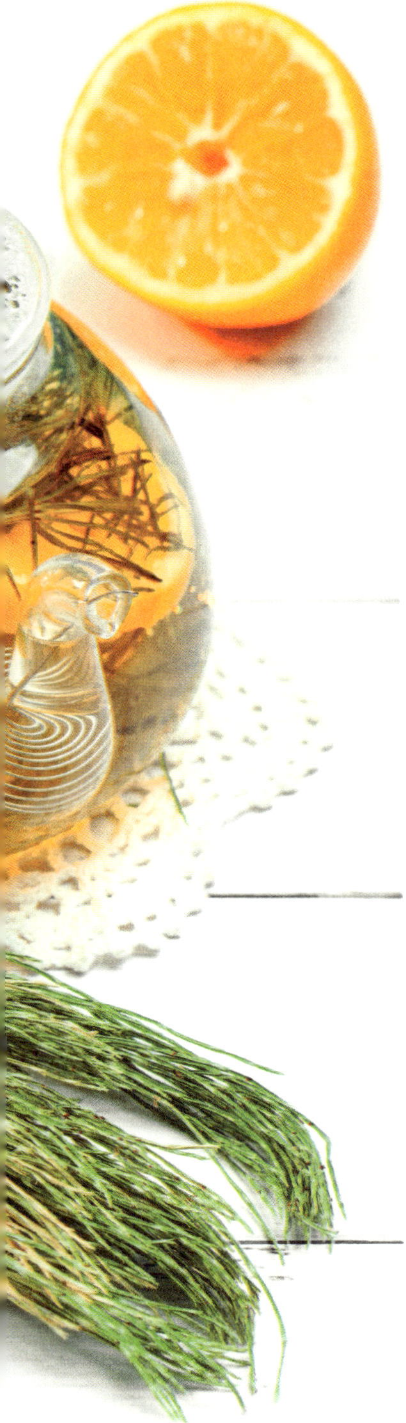

L'ALLAITEMENT AU SEIN

L'allaitement doit se passer dans le calme et le respect de l'intimité mère-bébé. À la maternité, demandez que la première mise au sein se fasse dans les premières heures, voire les premières minutes suivant l'accouchement. Ces tétées dès la naissance auront de nombreux avantages :

* *Vous aurez un démarrage rapide de la lactation par stimulation de la sécrétion de prolactine.*
* *Plus tôt vous ferez téter votre bébé, plus il aura cet instinct de succion, qui est à son maximum dans les premières heures.*
* *Votre bébé boira des gouttes de colostrum (lait des premières heures), essentielles pour ses défenses immunitaires.*

Si vous souhaitez allaiter votre bébé au sein, évitez les biberons de complément les premiers mois. Essayez d'espacer les tétées de deux heures à deux heures et demie, et de ne pas dépasser de 7 à 8 tétées par 24 heures, sinon vous risqueriez d'être trop fatiguée.

Si vous souhaitez allaiter votre bébé au sein, évitez les biberons de complément les premiers mois.

LA TOILETTE ET LES BIENFAITS DU TOUCHER

Au fur et à mesure que vous vous occupez de votre bébé, votre confiance grandit. Quand vous le prenez contre vous, vous sentez comme ce contact est réconfortant pour vous deux. Côté toilette, un bain tiède par jour, voire tous les deux jours, à 37 °C suffit. Après ou avant le bain, ou à un autre moment qui vous semble plus propice, n'hésitez pas à masser légèrement toutes les parties du corps de votre enfant. Ce sera pour lui une sensation apaisante et un échange d'énergie vitale. Le massage peut contribuer à soulager les coliques, améliorer le sommeil et renforcer le système immunitaire. **Mais masser tous les jours votre bébé est aussi une merveilleuse manière de développer les liens affectifs, de vous relier à lui et de lui exprimer votre amour.**

Le massage peut contribuer à soulager les coliques, améliorer le sommeil, renforcer le système immunitaire.

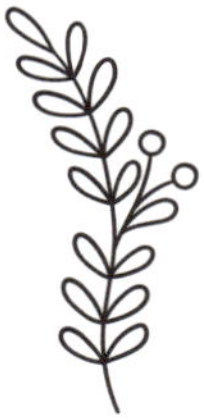

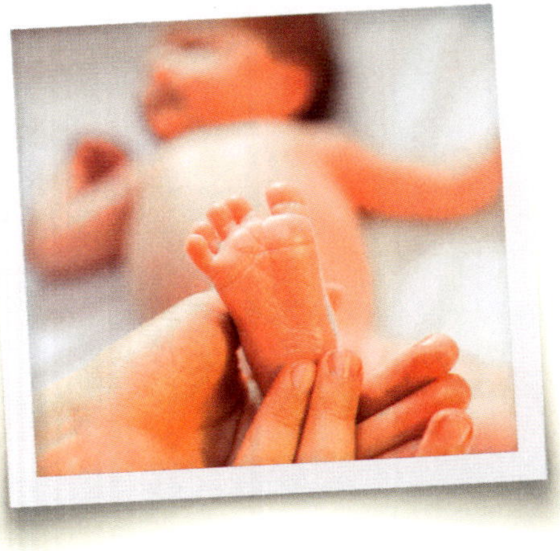

UNE SUGGESTION DE MASSAGE INTUITIF

Pour le masser, utilisez une huile d'amande douce. Pendant le massage, regardez votre bébé dans les yeux et, si l'envie vous vient, chantez-lui une chanson. Votre voix le détendra et décontractera son corps tout en stimulant ses fonctions vitales.

* *Allongez votre bébé sur une serviette, dans un endroit calme et confortable.*
* *Laissez vos mains glisser avec douceur sur ses pieds, ses bras, ses jambes. Massez ses petits orteils. Il appréciera aussi de longs mouvements descendant le long de sa jambe, depuis la hanche jusqu'au pied.*
* *Pour le ventre, commencez du côté droit en effectuant des petits mouvements circulaires dans le sens des aiguilles d'une montre. Évitez de mettre de l'huile sur le cordon ombilical en cours de cicatrisation.*
* *Pour le dos, faites glisser vos doigts huilés de ses épaules à ses fesses, puis effectuez de petits mouvements circulaires très doux avec un ou deux doigts de chaque côté, le long de la colonne vertébrale, en descendant jusqu'au bas du dos.*
* *Continuez par un massage léger du cuir chevelu en étalant de l'huile sur toute sa tête.*
* *Pour finir, faites éventuellement des mouvements d'assouplissement à base de flexion et d'extension des bras et des jambes, puis laissez-le remuer librement en partageant ce moment de détente.*

Une fois le massage terminé, tenez votre bébé tout contre vous avant de l'habiller ou de lui donner son bain. **Si vous prenez le temps de masser votre bébé, il commencera sa vie sous des auspices magiques.**

LES PLEURS DU NOUVEAU-NÉ

Ces pleurs démarrent dès les premiers jours de la vie et peuvent durer environ trois mois. Par ses pleurs, le bébé exprime ses besoins. Assurez-vous alors qu'il est propre, que rien ne le gêne. À moins que ce ne soit l'heure de la tétée… Votre bébé pleure souvent entre 17 et 19 h 00 ? Il a besoin d'être dans vos bras. Devient-il capricieux ? Pas du tout, être bercé est un besoin, non un caprice. Il arrive que votre bébé pleure parce qu'il sent votre fatigue, d'où mon conseil de vous reposer vous aussi dans l'après-midi en écoutant les détentes en musique données en début d'ouvrage. **En écoutant les pleurs, on apprend à être une mère attentive sans être pour autant esclave de son enfant.**

À LA MAISON, DU TEMPS POUR VOUS

Pour que vous retrouviez votre tonus et prendre conscience de votre double rôle de mère et de femme, il est important que vous preniez soin de vous. Quelques suggestions :

- *Allez chez le coiffeur, accordez-vous un massage… Autorisez-vous à penser à vous et ne culpabilisez pas, vous ne privez pas votre bébé en vous souciant de vous.*
- *N'hésitez pas à vous faire aider dans les tâches ménagères.*
- *Essayez de trouver une baby-sitter en laquelle vous avez confiance et qui gardera votre bébé de temps en temps.*
- *Prévoyez des soirées intimes avec votre compagnon. C'est la personne qui peut le mieux vous aider. Faites-lui confiance.*
- *Évitez de rester seule trop longtemps. Invitez des amis ou bien rendez-leur visite.*

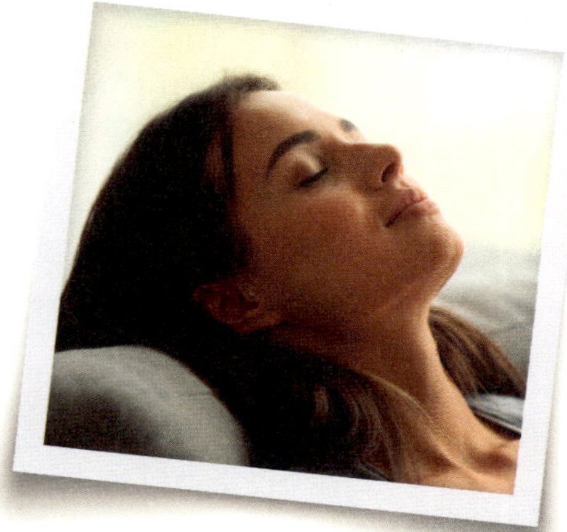

MÉDITATIONS, RESPIRATIONS ET MASSAGES

De retour à la maison, le repos est le maître-mot. Dans la mesure du possible, pratiquez la méditation et faites des respirations complètes *(voir page 54)* en prenant le temps de bien vous détendre dès que vous avez un moment. Lorsque le temps disponible est plus restreint, vous pouvez aussi faire des respirations express *(voir page 46)* en imaginant que vous avez une paille dans la bouche et en rallongeant le souffle à travers la paille.

Pendant que bébé dort, pratiquez cet automassage du plexus solaire :

Massage du plexus solaire

Pratiquez ce massage allongée sur votre lit.

* *Inspirez en gonflant le ventre comme un ballon, expirez en le laissant retomber pour remonter le diaphragme, sans contracter les abdominaux.*
* *À nouveau, inspirez, gonflez le ventre et retenez l'air 10 secondes.*
* *Expirez, laissez tomber le ventre, retenez votre respiration 10 secondes.*

Recommencez plusieurs fois.

Posez vos deux mains au niveau du plexus solaire (le point qui sépare le diaphragme de l'abdomen) et faites un massage circulaire dans le sens inverse des aiguilles d'une montre, partant du plexus solaire et irradiant toute la structure abdominale.

Exercice de la pluie d'or

* *Faites quelques respirations profondes. Inspirez en gonflant le ventre comme un ballon, puis expirez en rentrant le ventre le plus possible.*
* *Visualisez sur votre plexus solaire une fleur de couleur jaune. Cette fleur s'ouvre doucement, et en s'ouvrant, laisse passer votre fatigue, votre stress de la journée. Vous vous sentez comme libérée d'un poids.*
* *Imaginez ensuite une pluie d'or bienfaisante et « ressourçante » se répandre au cœur de cette fleur, et recharger tout votre organisme. Cette projection aide votre système nerveux à se réguler. Vous ressentez une grande détente dans tout votre corps.*

LA RÉÉDUCATION POST-NATALE DES TROIS PREMIERS MOIS

Voici un programme que pouvez suivre chez vous avant de vous rendre, au bout de dix à douze semaines, chez votre kinésithérapeute. L'idéal est de pratiquer de 1 à 3 fois par jour, en effectuant de 30 à 40 mouvements du bassin, suivis de 30 à 40 mouvements du périnée.

1 Rétablir au plus tôt l'équilibre du bassin

Ce premier mouvement ramène le bassin à sa place d'équilibre, sollicite précocement et efficacement les abdominaux sans appuyer sur le périnée, allonge et décambre la région lombaire, entraîne spontanément le périnée vers le haut.

- *S'allonger sur le dos sur un tapis (pas sur le lit), genoux pliés, pieds au sol, avec un petit coussin sous la tête (pas sous la nuque).*
- *Soulever le bassin après avoir ramené le pubis vers le nombril, puis le dos, en prenant appui sur les pieds.*
- *Reposer le dos au sol vertèbre par vertèbre, du haut vers le bas, en posant le creux des reins avant le sacrum (à faire une fois seulement).*
- *Poser les mains sur le ventre pour sentir l'allongement de la paroi abdominale à l'inspiration, son rétrécissement à l'expiration.*
- *Installer une respiration avec des expirations profondes et tranquilles. Expirer calmement et profondément par la bouche ouverte, sans pincer les lèvres (comme pour un soupir).*
- *Bien accompagner la descente des côtes. En même temps, rentrer le ventre en rétrécissant la taille, en ramenant le centre vers le tapis et sous les côtes, le plus loin possible, mais pas le plus fort possible.*
- *Pour finir, exagérer la bascule du bassin et du pubis vers le haut du corps, en appuyant légèrement les pieds dans le tapis.*

2 Commencer une mobilisation et un renforcement précoces du périnée

Dans la même position que pour l'exercice précédent, l'objectif est ici de mobiliser les muscles périnéaux en sollicitant les sphincters. Vous pouvez contracter et décontracter l'anus (comme pour retenir un gaz), le méat urinaire (comme pour arrêter le jet urinaire) ou encore les muscles du vagin. Les trois sphincters peuvent être contractés ensemble ou séparément.

N'allez pas trop vite : tenez les contractions pendant 3 ou 4 secondes, puis restez relâchée 4 ou 5 secondes (plus tard, vous pourrez contracter 8 ou 10 secondes et décontracter 8 ou 10 secondes).

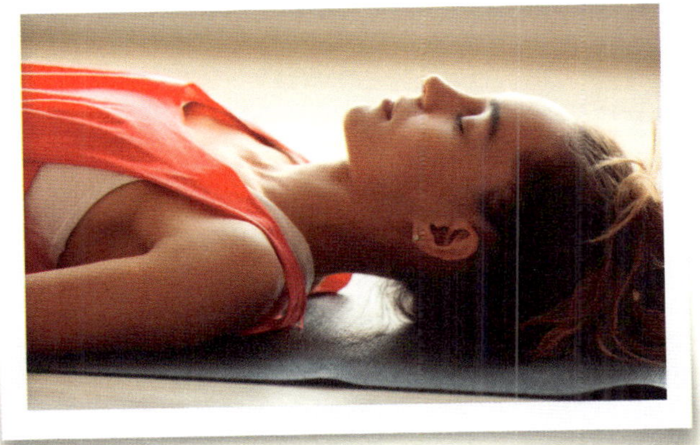

QUESTIONS-RÉPONSES

Comment tenir mon bébé ?

Soulevez sans crainte votre bébé en soutenant sa tête avec une main, et en plaçant l'autre sous le bassin. Veillez, les premières semaines, à ne pas laisser la tête sans soutien vers l'arrière, car votre bébé n'a pas encore la force ni les muscles pour la retenir. Il vaut mieux éviter de le soulever par les bras, même sous les bras. Vous pouvez le transporter soit dans le creux de vos deux bras, soit en maintenant sa tête sur votre épaule. Pour vos déplacements, il existe également différents porte-bébés très pratiques.

Placez votre bébé au centre du lit, couché sur le dos et le visage bien dégagé pour pouvoir respirer librement. Cette position est la plus secure. On l'adopte sans exception, même pour une petite sieste.

J'allaite mon bébé, comment prendre soin de ma poitrine ?

- La posture a son importance... Mettez votre bébé au sein en vous asseyant confortablement, le dos bien calé, les genoux relevés, votre enfant assis sur vos cuisses. Installez votre bébé bien vertical, sa bouche à la hauteur du mamelon, ce qui diminue la pression au niveau du mamelon et réduit les risques de crevasses.
- En prévention des engorgements, faites téter votre bébé régulièrement.
- Pour nettoyer vos seins, utilisez de préférence de l'eau bouillie et évitez les produits à base d'alcool ou les pommades dont l'odeur forte risquerait de gêner votre bébé dans la reconnaissance du mamelon.
- Entre les tétées, recouvrez vos seins d'un coussinet d'allaitement et veuillez à les garder bien au sec.
- Après la tétée, videz bien vos seins en appuyant dessus avec vos deux mains bien à plat. Vous pouvez aussi prendre une douche chaude qui va décongestionner votre poitrine.

D'une manière générale, si au démarrage, votre allaitement s'est bien passé à la maternité, il n'y aura pas de problème lors de votre retour à la maison. Reposez-vous bien, buvez beaucoup d'eau. Les montées laiteuses se régularisent en moins de quinze jours.

Comment vais-je continuer à être une femme tout en étant mère ?

Être mère n'empêche pas d'être une femme épanouie, désirée, aimante. Même si cette période très particulière vous oblige à réorganiser votre vie de femme.

- Vous retrouvez votre identité féminine en reprenant votre sexualité et en trouvant votre place dans ce trio mère-père-enfant.
- Vous prenez soin de votre corps et vous redoublez d'énergie.
- Vous adoptez un bon régime alimentaire qui vous permettra de perdre l'excès de poids en douceur.
- Vous entretenez votre corps par des massages adaptés.
- Vous prenez soin de vos cheveux.

- Vous commencez la rééducation des abdominaux.
- Vous pouvez aussi remuscler votre périnée qui a été distendu en contractant et relâchant le sphincter comme si vous reteniez un gaz.
- Vous pouvez réutiliser :
  - la substitution de la douleur par la chaleur *(voir page 77)* pour vaincre les douleurs (épisiotomie qui tire, seins engorgés, douleurs lombaires courbatures) ;
  - la visualisation positive pour vous projeter dans un avenir proche en ayant résolu les problèmes qui vous préoccupent ;
  - l'exercice des mains en miroir *(voir page 65)* pour accepter une nouvelle corporalité.

Quand puis-je reprendre les rapports sexuels ?

Après l'accouchement, il y a des pertes, « les lochies », pendant trois semaines. Le vrai retour de couches (retour des règles) se fera un mois et demi après l'accouchement, voire après quelques mois si vous allaitez. D'un point de vue strictement physique, vous pouvez refaire l'amour dès que vous le souhaitez, à partir du moment où les blessures dues à une éventuelle épisiotomie ou à une césarienne sont bien cicatrisées. Mais au-delà de ces aspects physiologiques, d'autres facteurs entrent en ligne de compte et ne sont pas à négliger : votre degré de fatigue, la disponibilité que demande le bébé, le regard que vous posez sur votre corps... tout cela fait que votre désir va mettre plus ou moins de temps à revenir. Ce que votre compagnon comprendra.

Comment vais-je supporter la fatigue liée aux rythmes du bébé ?

Je vous recommande de vous reposer lorsque bébé dort et de faire une détente de base *(voir page 54)* de quinze minutes pour une parfaite récupération. Cela atténue la fatigue provoquée par les réveils nocturnes. Le simple fait de vous détendre vous permettra de vous ressourcer et de récupérer de l'énergie.

Est-ce que je vais devoir vivre le fameux baby-blues ?

Le baby-blues, à ne pas confondre avec la dépression du post-partum, est un état de fatigue qui correspond à une phase de réadaptation dans les jours qui suivent l'accouchement et qui touche environ deux tiers des jeunes mamans.

Pendant votre séjour à la maternité, vous avez été entourée, choyée, et maintenant, vous vous retrouvez souvent seule avec votre bébé. Vous avez aussi un équilibre à trouver avec la responsabilité que vous avez de nourrir votre bébé et de vous en occuper heure par heure.

Si vous avez d'autres enfants, le père a son rôle à jouer. Vous consacrez tout votre temps à votre bébé, et c'est normal. Il est important que votre conjoint prenne le relais. Pour être zen après la naissance, tout est question d'organisation.

Conclusion

La grossesse est un moment unique dans votre vie.

C'est le moment d'avoir une relation privilégiée avec votre bébé et avec votre conjoint.

L'amour est le garant pour votre enfant à naître d'une vie saine, équilibrée, heureuse.

Votre bébé est une vraie personne avec laquelle vous pouvez dialoguer.

Parlez-lui, caressez-le, bercez-le !

Ce livre est un « entraînement » pour vous aider à maîtriser votre accouchement et non pas à le subir, il vous aide à surmonter vos appréhensions.

Je souhaite qu'avec cette méthode, vous soyez active le jour de votre accouchement, que vous le viviez pleinement.

Durant votre grossesse, mois après mois, refaites les exercices proposés dans ce livre pour cultiver le calme, renforcer la confiance en vous, l'équilibre et l'espoir en votre accouchement à venir. Choisissez les pratiques qui vous conviennent.

La musique est là pour vous accompagner durant votre grossesse. Elle participe à votre bien-être. Elle induit la détente et elle bercera également votre bébé en l'aidant à s'endormir.

Je voudrais exprimer la joie profonde que j'ai eue d'être enceinte, de porter chacun de mes enfants et de les voir naître. Je suis une maman comblée avec Hana et Elio.

Je vous souhaite de vivre vous aussi pleinement ces neuf mois de bonheur, cette aventure fabuleuse qu'est la maternité.

Oui, l'avenir de votre enfant commence à se jouer avant la naissance, mais vous pouvez le créer dès aujourd'hui !

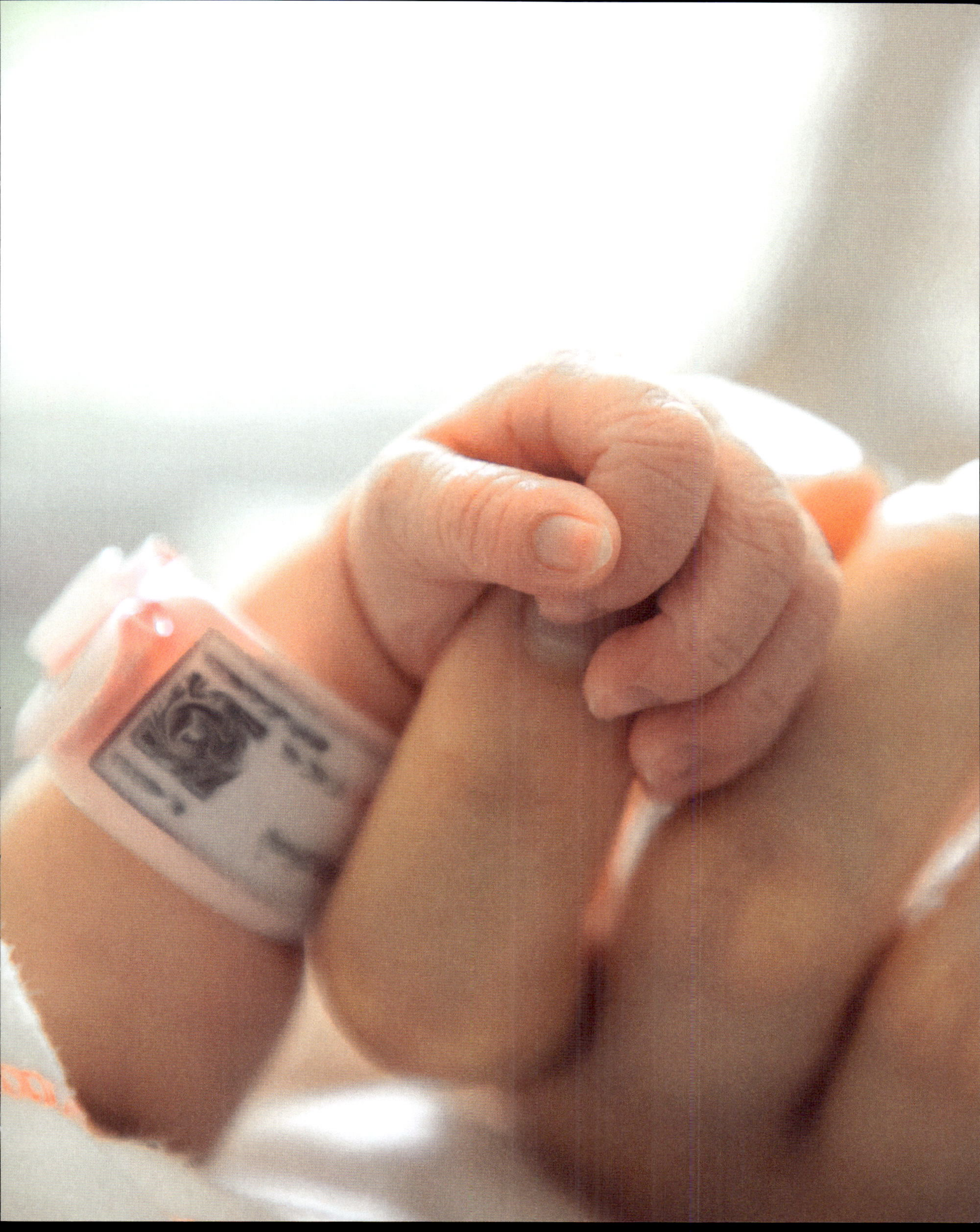

Notes